Carl-Auer

Tianjun LIU / Bernhard TRENKLE

Die Chinesische Truhe

Symptome symbolisieren und unbewusst auflösen

Aus dem Chinesischen von Sheng CHEN
unter Mitarbeit von Anna MÜLLER

Zweite Auflage, 2025

Themenreihe »Hypnose und Hypnotherapie«
hrsg. von Bernhard Trenkle
Reihengestaltung: Uwe Göbel
Umschlaggestaltung: Heinrich Eiermann
Umschlagfoto: © iStock.com/Tom Gowanlock
Redaktion: Veronika Licher
Satz: Verlagsservice Hegele, Heiligkreuzsteinach
Printed in Germany
Druck und Bindung: CPI books GmbH, Leck

MIX
Papier | Fördert gute Waldnutzung
FSC® C083411
FSC www.fsc.org

CPI klimaneutral
Mehr Bäume. Weniger CO_2

Zweite Auflage, 2025
ISBN 978-3-8497-0393-6 (Printausgabe)
ISBN 978-3-8497-8341-9 (ePUB)

Die Originalausgabe erschien unter dem Titel 移空技术操作手册——一项本土化心身治疗技术
bei 中国中医药出版社.

Aus dem Chinesischen übersetzt von Sheng CHEN unter Mitarbeit von Anna MÜLLER

Bibliografische Information Der Deutschen Nationalbibliothek:
Die Deutsche Nationalbibliothek verzeichnet diese Publikation in der Deutschen Nationalbibliografie; detaillierte bibliografische Daten sind im Internet über http://dnb.d-nb.de abrufbar.

Informationen zu unserem gesamten Programm, unseren Autoren und zum Verlag finden Sie unter: **https://www.carl-auer.de/**.
Dort können Sie auch unseren Newsletter abonnieren.

Carl-Auer Verlag GmbH
Vangerowstraße 14 • 69115 Heidelberg
Tel. +49 6221 6438-0 • Fax +49 6221 6438-22
info@carl-auer.de

Inhalt

Vorwort

Nicht nur das Problem des Klienten behandeln,
sondern den Klienten zu dem Ort bringen,
an dem es kein Problem gibt …

Die Chinesische Truhe ist eine innovative chinesische Behandlungstechnik, die leicht zu erlernen ist. Ihre Wirksamkeit hat sie bereits erwiesen. Und seit ihrer zunehmenden Verbreitung erntet sie sowohl innerhalb als auch außerhalb Chinas zahlreiche positive Rückmeldungen. In diesem Handbuch werden vor allem das Vorgehen in der klinischen Praxis und die Wirkmechanismen dargelegt, um einen standardisierten Arbeitsvorgang zum Lernen und Beherrschen der Technik anzubieten.

Dieses Buch ist in fünf Kapitel gegliedert. Im Kapitel 1 werden die Grundbegriffe der Chinesischen Truhe vorgestellt. Im Kapitel 2 werden die 10 Behandlungsschritte in der klinischen Anwendung dargestellt. Diese zwei Kapitel liefern einen knappen, aber vollständigen Einblick, was die Chinesische Truhe ist. Damit die Leser einen direkten, anschaulichen Eindruck von der Chinesischen Truhe gewinnen, werden im Kapitel 3 mehr als 10 typische Fälle illustriert. Dabei ist die Klientel sowohl von psychischen Störungen als auch von somatischen Beschwerden betroffen, sie reicht vom Kind bis zum Senioren, sodass Bandbreite und Wirksamkeit der Chinesischen Truhe ziemlich umfassend widergespiegelt werden können. Wie die Chinesische Truhe wirkt? Im Kapitel 4 werden die Wirkmechanismen vorgestellt. Dabei werden sowohl moderne Psychologie und physiologische Theorien als auch Theorien aus der traditionellen chinesischen Medizin integriert, die wissenschaftlichen Grundlagen der Methode werden kurz und klar dargelegt. In Anbetracht dessen, dass dieses Buch den Schwerpunkt auf die klinische Anwendung legt, ist die Erläuterung der Wirkmechanismen eher knapp gehalten und leicht zu verstehen, sie beinhaltet allerdings nicht viel Grundlagenforschung bzw. Experimente.

Die Gliederung und die Untertitel in Kapitel 4 sind identisch gehalten zu denen im Kapitel 2, um den Lesern das Nachschlagen und Vergleichen zu erleichtern.

Kapitel 5 wurde von Bernhard Trenkle, Vorstand der International Society of Hypnosis (ISH), verfasst. Er stellt im Text die Umstände unserer Begegnung dar und berichtet, wie er die Chinesische Truhe kennengelernt hat, wie er sie anwendet und mit anderen Therapiemethoden verknüpft.

Bernhard Trenkle ist einer meiner Mentoren im Bereich Psychotherapie und genießt international einen prominenten Ruf als Hypnotherapeut. Er schätzt die Chinesische Truhe unter anderem aufgrund der wissenschaftlichen Bindung an die hypnotherapeutische Praxis. Da Ost und West unterschiedliche Sichtweisen und Schwerpunkte in der Forschung der Humanwissenschaften vertreten, zeigt Bernhard Trenkles Verständnis und Interpretation der Chinesischen Truhe seinen eigenen unverwechselbaren Stil. Dafür interessiere ich mich besonders, wie es auch umgekehrt der Fall ist. Dieses wechselseitige Interesse ist der Hauptgrund, warum ich ihn eingeladen habe, an diesem Buch mitzuwirken, und warum er meine Einladung mit Freude angenommen hat. Wie er sagt, ist die Verbreitung der Chinesischen Truhe außerhalb des chinesischsprachigen Raums »ein gutes Beispiel für die Begegnung und die Bereicherung unterschiedlicher Weltkulturen«.

Es ist über zehn Jahre her, dass die Chinesische Truhe erstmals veröffentlicht wurde. Als junge Therapietechnik wird sie sich noch weiterentwickeln und verfeinern. Ich wünsche mir zahlreiche Rückmeldungen und Anregungen von interessierten Lesern, damit diese Technik weiter perfektioniert werden kann.

Tianjun LIU

1 Grundbegriffe

Die Chinesische Truhe wurde von Tianjun Liu, dem Erstautor dieses Buches, zum ersten Mal 2008 auf dem 5. Internationalen Psychotherapie-Kongress in Peking als »die Truhe leeren« oder »leere Truhe« vorgestellt. 2009 wurde die Technik in »Leere-Technik« umbenannt und 2012 in einer chinesischen Fachzeitschrift beschrieben. Tianjun Liu und seine Mitarbeiter haben seitdem im Klinikalltag weiter schrittweise an der Entwicklung und Verfeinerung der Methode gearbeitet und mehrere Fachartikel dazu veröffentlicht. Im Folgenden wird die Methode als *Chinesische Truhe* vorgestellt (Anm. d. Übers.).

1.1 Definition

Die Chinesische Truhe findet ihre Wurzeln in der traditionellen chinesischen Medizin (TCM). Sie geht von der Vorstellung des »Shen«[1] als Voraussetzung für alle Behandlungen aus und integriert Kerntechniken wie »Cunxiang« (vertiefende Imagination; vgl. Abschnitt 1.2.3) und »Ruhen/Meditieren« (vgl. Abschnitt 1.3.2) aus dem »Xiulian«[2], dem mentalen Training des antiken China. Der Therapeut unterstützt den Klienten dabei bewusst, seine Imaginationsfähigkeit zu stärken. Die zu bewältigenden psychischen Störungen und psychosomatischen Beschwerden werden als Symbole konkretisiert und dann von einem extra dazu geschaffenen Träger aufgenommen.[3] Im Anschluss wird der imaginierte Träger mitsamt dem Symbol wiederholt auf unterschiedliche imaginäre Entfernungen bewegt. Das Symbol und der Träger werden während der Bewegung in der Vorstellung quantitativ/qualitativ verändert oder auch völlig eliminiert und so die Beschwerden bzw. deren negative Einflüsse reduziert oder remittiert.

---

1 Shen (神) kann, vereinfacht gesagt, als Essenz, Geist, Seele oder Psyche verstanden werden (Anm. d. Übers.).

2 Xiulian (修炼) wird überwiegend als körperliche und mentale Trainings- und Meditationspraxis umschrieben (Anm. d. Übers.).

3 Dies ist meistens ein Behälter, kann aber auch eine Befestigung (Gestell), ein Werkzeug (Schaufel) oder anderes sein, je nach Beschaffenheit des Symbols (Anm. d. Übers.).

1.2 Schlüsselbegriffe

1.2.1 Leere(n) (移空)

»Leere(n)« steht sowohl für das Ziel, ohne Wünsche, ohne Bedürfnisse, ohne Beschwerden zu sein, als auch für die Handlung (Bewegung ins Leere).

1.2.2 Shen-Behandlung (治神)

Der Begriff des »Shen« in der TCM unterscheidet sich von den Vorstellungen zu Bewusstsein und Psyche in der modernen Psychologie. In der chinesischen Medizin bilden Geist/Seele und Form eine Einheit. »Shen« stellt die Essenz aller Lebensaktivitäten dar, die fünf inneren Organe[4] verfügen über »Shen« (siehe Kap. 4); die Unterscheidung zwischen Körper und Psyche spielt keine wesentliche Rolle. Ein weiser TCM-Arzt beginnt jede Behandlung mit der Behandlung von »Shen«, wir würden sagen, mit der Behandlung der Seele. Anders als in der westlichen Psychotherapie bedeutet dies, nicht nur die psychischen Beschwerden zu adressieren, sondern den Menschen als eine Einheit, ein Ganzes zu betrachten und entsprechend zu unterstützen.

1.2.3 Cunxiang[5] / Vertiefende Imagination (存想)

Die »vertiefende Imagination« und die Meditation sind in Buddhismus und Daoismus des antiken China zwei Wege, psychische Vorgänge zu regulieren und sich körperlich und mental zu stärken.

Beim Cunxiang wird, ähnlich wie im Prozess der intensiven Imagination in der westlichen Psychologie, ein Gegenstand klar, konkret und lebhaft imaginiert. Beispielsweise wird das Bild der Mutter im nüchtern-wachen Zustand als Produkt der Vorstellungskraft im Kopf wahrgenommen (»Wahrnehmungsbild«), während das Bild der Mutter im Traum dem Erleben der vertieften Imagination entspricht, einem »Objektbild«. Das sogenannte »Objektbild« ist so lebendig und gegenwärtig, dass es beim Cunxiang als Realität wahrgenommen wird.

4 Hier sind Herz, Lungen, Leber, Milz und Nieren gemeint (Anm. d. Übers.).

5 Während des Cunxiang (hier »vertiefende Imagination« genannt) wird die Wahrnehmung auf verschiedenen Sinneskanälen lebhaft und bei gleichzeitiger emotionaler Beteiligung aktiviert. Es findet sich kein entsprechender Ausdruck im Deutschen (Anm. d. Übers.).

1.2.4 In Ruhe (入静)

Im intensiven meditativen Zustand, im Ruhen, hören alle bewussten kognitiven Aktivitäten auf. Das »Ruhen«[6] kann hier ein leerer Bewusstseinszustand sein, der sich einstellt, wenn das Denken aufgehört hat. Es kann auch den Prozess bedeuten, in dem das Denken langsam aufhört. Denken ist eine Aktivität, aber nicht ausschließlich eine bewusste. Auch wenn das bewusste Denken aufhört, besteht das Bewusstsein weiterhin.

1.2.5 Die therapeutische Beziehung (指导)[7]

Der gemeinsame Arbeitsgegenstand bei der Behandlung mit der Chinesischen Truhe ist die Entwicklung der Imagination von Symbol und Träger. Der Therapeut lädt den Klienten ein, zu imaginieren. Dabei werden Anliegen, Fragen, Schilderungen, Wünsche und Emotionen des Klienten ernst genommen, seine innere Welt findet Gehör; die Durchführung der Technik wird trotz der Standardisierung des Verfahrens individuell auf ihn abgestimmt. Die Arbeitsatmosphäre kann dabei seriös oder locker sein, sogar lustig, es kann auch gemeinsam gelacht werden. Es gibt dennoch eine eindeutige Arbeitsteilung und der Klient wird bei seiner Aufgabe klar angeleitet. Seine aktive Beteiligung regt, verbunden mit der Führung durch den Therapeuten, das Selbstwirksamkeitsgefühl an.

Bei der Anwendung der Chinesischen Truhe besteht zwischen dem Behandler und dem zu Behandelnden eine kooperative Beziehung. Dabei gibt der Therapeut die Anweisungen, der Klient setzt sie um. Die Anleitungen des Therapeuten nehmen dabei auf, was die Schilderungen, Wünsche und Emotionen des Klienten vorgeben, und er richtet sich genau danach, was er aus der der inneren Welt des Klienten vernimmt. Im Vorfeld bespricht der Therapeut intensiv mit dem Klienten, was er zu tun hat und wie. Das Ergebnis der vertiefenden Imagination von Symbol und Träger wird als gemeinsamer Arbeitsgegenstand von beiden genauer untersucht. Auch dies zeichnet die kooperative Beziehung aus.

6 Eine Art Trance (Anm. d. Übers.).
7 Im Orig.: Konsultieren (Anm. d. Übers.).

1.2.6 Symptome (症状)

Gegenstand der Chinesischen Truhe sind subjektive Beschwerden des Klienten, wie psychische oder psychosomatische Probleme bzw. Störungen. In der Regel gibt es ein akutes hauptsächliches Problem, welches verschiedenen Krankheitsbildern zugeordnet werden könnte. Die Aufgabe der Anwendung der Chinesischen Truhe besteht jedoch nicht in der Diagnostik. Insofern gibt es keine entsprechenden Indikationen oder Kontraindikationen. Die zu behandelnden, subjektiv als negativ empfundenen Erlebnisse und damit verbundene Verhaltensabweichungen wie Zwänge können sowohl somatischer als auch psychischer Natur sein. Psychische Beschwerden beinhalten v. a. negative Emotionen wie Ängste und Depressivität, körperliche Beschwerden sind beispielsweise Schmerzen oder ein Taubheitsgefühl. Die somatischen Beschwerden können Ausdruck einer psychischen Störung, aber auch Symptome einer somatischen oder psychosomatischen Erkrankung sein, beispielsweise Kopfschmerzen bei Erkältung oder Menstruationsbeschwerden. Insgesamt zeigt sich eine bessere Wirkung der Chinesischen Truhe bei der Behandlung psychischer Beschwerden.

1.2.7 Symbole (象征性物化)

Die Reduktion oder Remission der Symptome geschieht durch die Veränderung eines für sie stehenden Symbols während der vertiefenden Imagination, nicht durch eine unmittelbare Intervention. Im psychischen Prozess wird beim Imaginieren das negative Erleben konkretisiert, beispielsweise wird Wut als Feuer, Schmerz als Nadelstich imaginiert. Nachdem ein Symbol aufgetaucht ist, wird noch ein geeigneter Träger gesucht, in dem das Symbol seinen Platz findet. Das Symbol stellt die Symptome des Klienten dar, der Träger seine Fähigkeit, die Symptome auszuhalten.

1.2.8 Bewegung (移动)

Ein Kernschritt der Behandlung ist die wiederholte Bewegung des mit dem Symbol bestückten Trägers auf unterschiedliche imaginäre Entfernungen. Dabei werden drei Stufen der Bewegung unterschieden, die hintereinander durchgeführt werden: das Warm-up, das Bewegen im Sichtbaren und das Bewegen jenseits des Sichtbaren. Sobald Symbol und Träger mittels Bewegung jenseits des Sichtbaren gebracht wurden, sollte im Bewusstsein des Klienten das Nichts herrschen,[8] der angestrebte leere Zustand. »In die Leere kommen« ist ein weiterer Kernschritt dieser Behandlungsmethode.

1.2.9 Linderung oder Remission der Symptome (缓解或消除症状)

Die klinische Praxis hat erwiesen, dass sich nach der Bewegung in die Leere das Symbol und der Träger vielfältig verändern, tendenziell schwächer werden oder verschwinden. Da das Symbol die Symptome des Klienten verkörpert, der Träger seine Fähigkeit, die Symptome auszuhalten, geht ihre Veränderung mit der Linderung oder Remission der Symptome einher.

1.3 Der Charakter der Chinesischen Truhe

1.3.1 »Shen-Behandlung«

Wie bereits erwähnt, beginnt ein weiser Arzt die Behandlung mit der Behandlung der Seele, von »Shen«. Bereits im ersten schriftlich vorliegenden TCM-Fachbuch, dem *Huangdi Neijing*, das vor etwa 2200 Jahren zusammengestellt wurde, wird erwähnt, dass das Wesen der Akupunktur in der Behandlung des Shen liege. Bei der Anwendung der Chinesischen Truhe wird die subjektive Wahrnehmung des Klienten symbolisch verkörpert und verändert und so die Krankheit behandelt. Die Methode hat sich aus der wissenschaftlichen Weiterführung und Entwicklung der traditionellen Behandlung des Shen ergeben.

Das Verständnis der TCM vom Menschen und den Krankheiten ist, wie schon erwähnt, anders als das der modernen Schulmedizin. Einer der wichtigsten Unterschiede liegt in der Betonung der Ganzheit: der Einheit von Körper und Psyche, der Einheit von Mensch und Universum. Dabei bildet jeder Mensch im realen Leben eine Einheit von Körper und Seele, kein Mensch existiert rein physiologisch oder nur seelisch-geistig. Menschen, die nur aus Körper bestehen, sind Komapatienten ohne Bewusstsein[9]; Menschen, die allein aus Psyche bestehen, können nur im Zustand des Nahtods sein, wenn der Geist den Körper verlässt.

---

8 Ein Zustand von Wunsch-, Bedürfnis- und Beschwerdelosigkeit; vgl. »Xiulian« und »Leerheit« im Buddhismus (Anm. d. Übers.).

9 Übers. a. d. Orig. Dies ist keine allgemein-chinesische Vorstellung. Auch aus westlicher Sicht ist es unklar, ob alle Komapatienten ohne Bewusstsein sind (Anm. d. Red.).

Krankheit gehört zum Menschsein dazu. Eine Methode zu ihrer Behandlung kann ihre Wurzeln sowohl in der Psyche als auch im Körper finden. Das heißt allerdings nicht, dass Psychotherapie nichts mit dem Körper und die Behandlung des Körpers nichts mit der Psyche zu tun habe. Beide hängen miteinander zusammen.

»Shen« (als Begriff) der TCM unterscheidet sich von der Verwendung des Wortes »Psyche« in der modernen Psychologie, indem es zwar psychische Aktivität, vielmehr jedoch die essenziellen Lebensaktivitäten darstellt. Im *Huangdi Neijing* wird »Shen« als der innere Antrieb, der Ursprung der Lebensaktivitäten bezeichnet. Nur durch »Shen« ergeben sich Funktionen und Vitalität, nur so die Aktivitäten des täglichen Lebens. Das *Huangdi Neijing* bezeugt weiter, dass man stirbt, wenn das »Shen« verloren geht, und lebt, wenn »Shen« gewonnen wird. Übertragen auf die Behandlung einer Krankheit betont die TCM die Wichtigkeit der Behandlung des Shen als Beginn jeglicher Behandlung. Sie ähnelt der Psychotherapie in der modernen Schulmedizin, die somatische und psychische Behandlungsformen unterscheidet, adressiert jedoch nicht nur psychische Beschwerden. Die klinische Praxis zeigt, dass die Chinesische Truhe nicht nur diverse psychischen Störungen gut behandeln kann, sondern auch diverse, in der modernen Schulmedizin als somatisch klassifizierte Krankheiten. Die Wirkmechanismen sind daher nicht auf die psychische Ebene beschränkt.

1.3.2 Vertiefende Imagination und Ruhen

Cunxiang, die intensive Imagination, zeichnet sich als eine dynamische und sukzessiv vertiefende Imagination bestimmter Bilder aus. Mit der Chinesischen Truhe wird Cunxiang in die Psychotherapie eingeführt. Anhand einer Reihe gut handhabbarer Fragen wird der Klient angeleitet, Symbol und Träger mental von abstraktem Denken über das bildliche Denken zum konkreten Denken hin zu vertiefen, sodass Symbol und Träger vom »Wahrnehmungsbild« zum »Objektbild« übergehen. Dies führt über eine Imagination, wie sie in der modernen Psychologie beschrieben ist, hinaus und verstärkt die Wirkung der symbolischen Behandlung.

Der Unterschied zwischen Imagination in der Psychologie und Cunxiang im mentalen Training liegt in der Unterscheidung von »Wahrnehmungsbild« zu »Objektbild«, von bildlichem Denken zu konkretem Denken.

Mit der Chinesischen Truhe werden Symbol und Träger im Prozess des »Cunxiang« dynamisch bearbeitet, wobei vielfältige Interventionsmöglichkeiten angeboten werden. Die Veränderung der psychischen Realität des Klienten im Behandlungsverlauf erscheint so unbegrenzt. »Cunxiang« stellt insofern eine methodische Ergänzung zur Psychotherapie dar, während das Ruhen als Erweiterung des Therapieziels zu sehen ist.

Psychotherapeutisches Vorgehen verschiedener moderner Schulen ist in der Zielsetzung meistens symptomorientiert – es geht um konkrete Problemlösung. Der »Leere-Zustand« des Ruhens ist allerdings etwas anderes, dort wird das Problem nicht gelöst, sondern ein psychischer Raum und ein psychisches Zeitfenster ohne Probleme angeboten. Bei genauer Betrachtung wird es immer Probleme geben. Nur an einem Ort ohne Probleme kann innerer Seelenfrieden realisiert werden. Dies ist das Ziel des traditionellen mentalen Trainings im Osten, es scheint in verschiedenen westlichen Schulen der Psychotherapie noch nicht angekommen zu sein. Wenn im viel zitierten Ausspruch Descartes' »Ich denke, also bin ich« das »Denken« allein die Aktivität des Denkens beinhaltet und »Ich« nur das Ich-Bewusstsein, entspricht das Zitat nicht dem Bewusstseinszustand, der durch das traditionelle mentale Training im Osten erreicht wird. Die alten Meister im mentalen Training gingen davon aus, dass Bewusstsein ohne Denkaktivitäten der originäre Zustand des Bewusstseins, das reine Bewusstsein sei. Wenn mit der Chinesischen Truhe Symbol und Träger nach und nach auf eine Entfernung jenseits der psychischen Sichtweite gebracht werden, wird dem Klienten eine Leere eröffnet, nämlich ein psychischer Raum und ein psychisches Zeitfenster ohne Probleme. Auch wenn so ein »Leere-Zustand« anders ist als das, was im mentalen Training erzielt wird, ist er ausreichend wirksam, um psychische Probleme zu lindern.

1.3.3 Form und Inhalt

Die Anwendung der Chinesischen Truhe ist methodisch an den Prinzipien der modernen kognitiven Verhaltenstherapie orientiert. Die Behandlung geht in insgesamt zehn Schritten vor und teilt sich in eine statische und eine dynamische Phase. Das gesamte Verfahren ist normiert und standardisiert, insofern leicht zu erlernen und zu beherrschen.

Die Chinesische Truhe nutzt auch Skalierungen und Aufzeichnungen als Methoden der Verhaltenstherapie, um die subjektive Einschätzung des Klienten bezüglich seiner Beeinträchtigung zu protokollieren und bildlich festzuhalten. Zudem wird nach jeder Sitzung und in der Katamnese (Follow-up) die Therapiewirksamkeit qualitativ und quantitativ bewertet. Diese Darstellungsformen erfüllen die Anforderungen der Standardisierung moderner Psychotherapie und erleichtern die statistische Auswertung zu Forschungszwecken.

Makroskopisch gesehen sind die Psychotherapietechniken des Westens meistens standardisiert mit klaren Kriterien, während die regulierenden Techniken aus dem traditionellen mentalen Training des Ostens tiefere Veränderungen des Bewusstseins bewirken, dabei jedoch meistens in der Vermittlung nicht klar genug sind. Die Chinesische Truhe verbindet die jeweiligen Vorzüge zu einem Ganzen, den Inhalt aus dem Osten und die Form aus dem Westen, vergleichbar mit einer Rémy-Martin-Flasche, gefüllt mit Maotai (einem hochprozentigen und preisgekrönten chinesischen Schnaps). Schließlich hat Inhalt mehr Gewicht als Form. In der Chinesischen Truhe werden östliches und westliches Wissen kombiniert, die moderne Form dient dem traditionellen Inhalt.

Zusammenfassend lässt sich sagen, dass die Chinesische Truhe eine innovative Technik zur Behandlung von körperlichen und psychischen Beschwerden ist. Dabei zeigen sich klar Merkmale der traditionellen chinesischen Kultur und der Sichtweise der TCM – Körper und Seele bilden eine Einheit – in der Anwendung zur Behandlung der Ausgangssymptome sowie der Integration westlicher Methodik bei Durchführung und Auswertung. Wenn man die Einteilung der modernen Schulmedizin zugrunde legt, nutzt die Behandlung mit der Chinesischen Truhe die psychische Ebene als Hebel. So kann die Methode auch als eine innovative, chinesisch geprägte Technik der Psychotherapie gesehen werden.

2 Das Therapieverfahren

Die Behandlung mit der Chinesischen Truhe ist in zehn Schritte unterteilt und wird in zwei Phasen durchgeführt, einer statischen und einer dynamischen Phase. Jede Phase wird eingeleitet durch dreifach regulierende Entspannungsübungen für Körper, Atem und Emotionen, wodurch der Klient in einem ruhigen Zustand ankommt. Am Ende jeder Phase wird ein Protokoll erstellt, um die Ergebnisse festzuhalten. So kann später eine Evaluation erfolgen.

2.1 Statische Phase

In dieser Phase wird ein Symptom zur Behandlung ausgesucht. Es werden ein entsprechendes Symbol und ein passender Träger vertiefend imaginiert.

2.1.1 Dreifach regulierende Entspannung: Körper, Atem, Denken und Fühlen

Diese dient dazu, zu entspannen und zur Ruhe zu kommen, Körper und Geist in Einklang zu bringen, den Übergang vom Alltagsleben zum Behandlungsbeginn zu gestalten.

Regulieren über den Körper

Aufrecht mit geradem Rücken auf dem vorderen Drittel der Sitzfläche sitzen. Beide Hände ruhen auf den Knien, die Augen sind leicht geschlossen.

Regulieren über die Atmung

Langsam, tief atmen. Aufmerksamkeit auf das Ausatmen gerichtet, das Einatmen kommt von allein. Beim Ausatmen darauf achten, dass nicht die ganze Luft vollständig ausströmt, sodass ein fließender Übergang zum nächsten Atemzug ermöglicht wird.

Regulieren über das Denken und Fühlen

Mit dem Ausatmen alle Gedanken und Gefühle aus dem Bewusstsein strömen lassen.

Dem Klienten mitteilen, wenn er sich entspannt fühlt, sich in einem ruhigen und friedlichen Zustand befindet, kann er die Übung beenden und langsam die Augen öffnen. Dieser Prozess dauert in der Regel drei bis fünf Minuten.

2.1.2 Das Ausgangssymptom festlegen

Das Ausgangssymptom wählen

Mit Ausgangssymptomen sind v. a. negative Empfindungen, nämlich körperliche und psychische Beschwerden gemeint, einschließlich negativer Gefühle und Stimmungen. Zu psychischen Beschwerden gehören negative Emotionen wie Depressivität, Ängste und Phobien, sie sollen klar differenziert werden. Negative Körperwahrnehmungen wie Kopfschmerzen, Druck auf der Brust, Völlegefühl etc. sind genau zu lokalisieren. Die Chinesische Truhe arbeitet mit Symptomen, die Teil psychischer oder auch psychosomatischer Krankheiten sein können; die diagnostische Zuordnung spielt wie gesagt keine Rolle. Die adressierten körperlichen Symptome sind meistens Teil psychosomatischer Beschwerden, aber auch, wenn es eine körperliche Ursache gibt, kann die Methode eine gewisse Wirkung erzielen.
Wichtig ist dabei, die subjektiv erlebten negativen Gefühle von auslösenden Lebensereignissen zu trennen. Der Behandlungsgegenstand der Chinesischen Truhe sind prinzipiell Erstere, nicht Letztere.

Die Beeinträchtigung durch die Symptome messen

Der Klient schätzt die Beeinträchtigung durch die Beschwerden auf einer Skala von 0 bis 10 ein: 0 bedeutet beschwerdefrei, 10 maximale Beschwerden.

Hier ist zu beachten, dass die Beeinträchtigung durch die Beschwerden von der Schwere der Symptome zu unterscheiden ist. Es geht darum, inwieweit den Klienten die Beschwerden auf körperlicher und psychischer Ebene stören. Symptomschwere und persönliche Beeinträchtigung sind nicht immer leicht voneinander zu unterscheiden, sie korrelieren in hohem Maße. Dass die beiden nicht gleich sind, sondern unterschiedliche Dimensionen darstellen, auch wenn ihre strenge Differenzierung in den meisten Fällen nicht notwendig ist, sollte jedoch klar sein. Es ist in bestimmten Situationen wichtig zu differenzieren.

Beeinträchtigungsgrad und Symptomwahl

In der Praxis wird ein Symptom mit einem Beeinträchtigungsgrad von ≥ 7, mindestens ≥ 5, zur Behandlung ausgesucht. Es geht auch mit zwei bis drei ähnlichen Symptomen, deren Beeinträchtigungsgrad jeweils ≤ 5 liegt, deren Gesamtwert aufsummiert jedoch > 7 sein sollte.

2.1.3 Das Symbol für das Ausgangssymptom intensiv imaginieren

Das Ausgangssymptom zum konkreten Objekt umwandeln

Der Therapeut lädt den Klienten ein, sich sein Symptom als einen konkreten Gegenstand vorzustellen, einen Gegenstand mit physikalischen Eigenschaften. So könnte zum Beispiel gereizte Stimmung als ein wirres Knäuel, der Druck auf der Brust als Stein bildlich werden. Das Symbol zeichnet sich gewöhnlich ab, indem der Therapeut dem Klienten von verschiedenen Seiten Fragen stellt, möglichst nicht durch den willkürlichen Einsatz der Vorstellungskraft.

Das Symbol prüfen und vereinfachen

Das vom Klienten entwickelte, spontan entstandene oder vom Therapeuten eingeleitete Symbol eignet sich nicht unbedingt von vornherein. An dieser Stelle ist es am Therapeuten, zu überprüfen und beim Sortieren zu helfen: Das Symbol soll grundsätzlich das Symptom verkörpern und nicht dessen Auslöser, oft ein Lebensereignis; in der Praxis wird dies allerdings leicht verwechselt. Das Symbol ist nicht immer klar und eindeutig. Sollten mehrere Objekte als Symbol auftauchen, ist *ein* Objekt als das wichtigste zu erfassen, als das Hauptthema zu bearbeiten; die anderen, restlichen werden in der nächsten Sitzung berücksichtigt.

Ein präzises und prägnantes Symbol als Arbeitsgegenstand zu entwickeln, ist grundlegend für die wirksame Durchführung der Chinesischen Truhe.

Das Symbol intensiv imaginieren

Der Therapeut wendet suggestiv, zielgerichtet zwei Strategien bei der Fragestellung an, um den Klienten schrittweise in die vertiefende Imagination mit dem Symbol eintauchen zu lassen, mit bildhaftem, plastischem Erleben. Die erste Möglichkeit ist, aus verschiedenen Blickwinkeln nach möglichst vielen Facetten des Symbols zu fragen, sodass das Symbol sich allmählich abzeichnet, sich wie ein Bild mit allen erdenklichen Details vom Hintergrund abhebt. Die zweite Möglichkeit besteht darin, über mindestens drei Kanäle nach der Sinneswahrnehmung zu fragen, sei es optisch, akustisch, olfaktorisch oder taktil, sodass ein mehrdimensionales, plastisches Bild vom Symbol entsteht.

Wenn der Klient zum Beispiel ein schwarzes Pflaster als Symbol benennt, kann der Therapeut sein imaginatives Erleben verstärken, indem er ihn nach dessen Größe, Form, Farbe, Lichtreflexion (glänzend/matt), Geruch, Klebrigkeit, Konsistenz sowie Textur fragt, wie auch nach dem Geruch der Medizin, aus westlichen oder klassisch chinesischen Kräutern etc. Durch wiederholte suggestive Fragestellungen zu verschiedenen Details und Sinneswahrnehmungen wird das Bild in seiner Form und Bedeutung schrittweise plastisch zum Vorschein kommen, das Pflaster wird schließlich im Kopf des Klienten eine psychische Realität darstellen, als ob eine objektive physische Realität erreicht wäre.

Die Entstehung des Symbols, das Differenzieren, Prüfen oder Vereinfachen sowie der Prozess des intensiven Imaginierens sind häufig miteinander verflochten, sie inspirieren und vervollständigen sich gegenseitig. Die Reihenfolge, was zuerst, was als Nächstes geschieht, ist nicht streng definiert; die unterschiedlichen Schritte können sich auch parallel entwickeln oder sich kreuzen.

2.1.4 Den Träger für das Symbol vertiefend imaginieren

Den Träger gestalten / entstehen lassen

Das Symbol braucht nun einen geeigneten Träger. Der Klient wird dabei unterstützt, einen passenden Behälter bzw. Halter für das Symbol seiner Beschwerden vor dem inneren Auge entstehen zu lassen. Der so gefundene Träger ist eine notwendige Voraussetzung für die weitere Arbeit, sich von den im Symbol verkörperten Beschwerden zu distanzieren und diese anzunehmen. Dieser Schritt darf nicht fehlen. Vom vorhandenen Symbol ausgehend zeichnet sich ein passender, stabiler Träger meist durch weiteres Anbahnen und Nachfragen auf natürliche Art und Weise ab.

Den Träger überprüfen, verändern oder austauschen

Wenn ein Träger offensichtlich nicht zum Symbol passen sollte, wie eine Papiertüte für Steine oder eine Holztruhe für Feuer, soll mit dem Klienten besprochen werden, dass während der späteren Bewegung die Gefahr bestünde, dass das Symbol herunterfällt oder der Träger beschädigt wird. So wird dem Klienten empfohlen, den Träger zu reparieren oder auszutauschen. Beispielsweise kann für Steine eine Holztruhe gewählt werden, eine Eisentonne für Feuer.

Jedoch hat die klinische Erfahrung gezeigt, dass durch Reparatur oder Austausch des Trägers meistens nicht die ideale Passung mit dem Symbol erreicht werden kann. Nachbesserungen werden dennoch angenommen. Allerdings sollte der Therapeut wissen, dass unter diesen Voraussetzungen die Therapie zwar wirken kann, jedoch weniger deutlich.

Den Träger intensiv imaginieren

Die Anleitung zur vertiefenden Imagination des Trägers ähnelt dem in Abschnitt 2.1.3 beschriebenen Prozess der systematischen suggestiven Befragung zu verschiedenen Details und Sinneswahrnehmungen.

2.1.5 Protokoll A ausfüllen

Das Anfangsprotokoll, Protokoll A (vgl. Anhang 1 am Ende dieses Kapitels), soll der Klient selbstständig, wenn notwendig mit Unterstützung des Therapeuten, ausfüllen. Es ist davon abzuraten, das Protokoll als Therapeut für den Klienten auszufüllen.

Den Beeinträchtigungsgrad markieren

Im Protokoll A wird der Beeinträchtigungsgrad auf der Skala von 0 bis 10 in der Regel als ganze Zahl festgehalten; eine Stelle nach dem Komma ist auch okay.

Das Symbol und den Träger aufzeichnen

Symbol und Träger werden im »Protokoll A« an den entsprechenden Stellen aufgezeichnet. Je detaillierter, umso besser. Zudem sind drei bis fünf Kerneigenschaften nach subjektiver Einschätzung des Klienten, beispielsweise Farbe, Gewicht, Geruch etc., zu notieren.

Die Fertigstellung des Protokolls soll in der Regel ca. fünf, nicht länger als 10 Minuten benötigen, sodass die Durchführung der Chinesischen Truhe in ihrem Fluss bleibt.

2.2 Dynamische Phase

In dieser Phase bewegt und reinigt der Klient das Symbol und den Träger in der vertiefenden Imagination. Es wird die Behandlung bzw. Auflösung des Ausgangsproblems angestrebt.

2.2.1 Dreifach regulierende Entspannung

Der Ablauf der Entspannungsübungen ist wie im Abschnitt 2.1.1. beschrieben, mit anderer Zielsetzung. Dort haben sie den Übergang vom Alltagsleben zum Behandlungsbeginn erleichtert, hier schaffen sie einen Übergang zwischen statischer und dynamischer Arbeitsphase.

2.2.2 Das Symbol in den Träger legen

Symbol und Träger auf Sauberkeit prüfen und reinigen

Der Klient wird zuerst angeleitet, vor seinem geistigen Auge das Symbol von allen Seiten auf Schmutzstellen zu untersuchen und es mithilfe entsprechender Utensilien zu reinigen. Beispielsweise wird der Stein von vorne, hinten, rechts und links, oben und unten überprüft; mit einem Staubwedel lässt sich der Staub entfernen, dann wird der Stein mit einem Lappen sauber geputzt. Genauso wird auch der Träger gereinigt. Wenn der Träger ein Gefäß sein sollte, sind Innen- und Außenseite zu begutachten und vom Schmutz zu befreien.

Der Effekt der dynamischen Arbeit zeigt sich als veränderte oder neue Qualität von Symbol und Träger. Sie ist noch wichtiger für die Zielerreichung als die statische Arbeit. Manche Klienten profitieren bereits von diesem Prozess, sodass ihre Beeinträchtigung durch die Ausgangssymptomatik deutlich sinkt; in manchen Fällen kann die Behandlung sogar bereits an dieser Stelle beendet werden. Insofern ist dieser Schritt – Überprüfen und Reinigen von Symbol und Träger – als erster Teil der dynamischen Phase ernst zu nehmen, er ist nicht belanglos.

Das Symbol in den Träger legen

Das gereinigte Symbol wird sorgfältig und sicher in den Träger gelegt. Falls in einer Truhe mit Steinen beispielsweise noch Zwischenräume vorhanden sind, können diese mit Styropor®, Holzsplittern oder Papierschnipseln ausgefüllt werden.

Den Träger verschließen oder befestigen

Falls der Träger für das Symbol nicht stabil genug ist, wird dem Klienten empfohlen, entsprechende Befestigungsmaßnahmen durchzuführen, damit der nächste Schritt »Bewegung« gut vorbereitet ist. Eine Holztruhe mit Steinen kann beispielsweise mit einem Schloss gesichert oder mit Seilen zugebunden werden.

Die oben beschriebene Hinzufügung von Papierschnipseln, Holzsplittern, Schlössern und Seilen bedarf ebenfalls einer intensiven Imagination. Diese wird durch systematische, suggestive Fragestellungen zu Details oder Sinneswahrnehmungen gebahnt bzw. verstärkt, sodass sich die Gegenstände klar und bildhaft im Kopf des Klienten abzeichnen.

2.2.3 Den Träger mit dem Symbol bewegen

Dies ist der Kern der Chinesischen Truhe, er wird in drei Teilschritten, in drei Etappen durchgeführt: Warm-up, Bewegen im Sichtbaren und Bewegen jenseits des Sichtbaren. Jeder Teilschritt hat seine eigene Entfernung. Dem Klienten wird erklärt, dass alle Bewegungen imaginär, frontal im zentralen Sichtfeld auf der horizontalen Ebene stattfinden; Links-rechts-Bewegungen sowie Bewegungen nach oben oder unten sollen vermieden werden. Es wird betont, dass im Sichtfeld nur der zu bewegende Gegenstand, nämlich der Träger mit dem Symbol, wahrgenommen werden soll; es soll keinerlei Aufmerksamkeit für andere Gegenstände oder das Umfeld verschenkt werden. Der Klient kann dem gesamten Vorgang mit geschlossenen Augen folgen, bei Bedarf auch mit offenen Augen.

Bevor die Übung beginnt, wird mit dem Klienten ein Signal, beispielsweise ein Kopfnicken oder Fingerzeichen vereinbart, mit dem er meldet, wenn sein Träger die jeweils angepeilte Entfernung erreicht hat.

Warm-up

Das Warm-up beginnt in unmittelbarer Nähe, direkt »vor der Nase« des Klienten.

1) Der Klient stellt sich vor, den Gegenstand (Träger mit Symbol) direkt vor seine Augen zu bringen. Er hält inne und schaut ihn sich genau an.
2) Der Klient wird angewiesen, den Gegenstand (Träger) geradeaus der Nase nach (Richtung Horizont) zu bewegen, auf einen

Meter Abstand, drei Meter, wieder zurück auf einen Meter. Zwischen den Bewegungen wird jeweils eine kurze Pause eingelegt. Im Anschluss wird der Gegenstand mitsamt Inhalt wieder zurück vor Augen geholt. Dieser Schritt wird ein- bis zweimal wiederholt.

In dieser Phase soll die jeweils nächste Bewegung erst dann erfolgen, wenn der Klient signalisiert, dass er auf der betreffenden Entfernung angekommen ist. So kann der Therapeut seinen Bewegungsrhythmus kennenlernen und später aufgreifen.

Bewegen im Sichtbaren

Bei der Bewegung im Sichtbaren wird der Träger im frontalen Sichtfeld geradeaus auf unterschiedliche Entfernungen vor- und zurückbewegt.

1) Der Klient bewegt den Träger drei- bis fünfmal vor und zurück und wird dabei auf die für ihn optimale Entfernung hin befragt. Danach wird noch ca. 10 Male bewegt, beispielsweise auf 1 Meter, 5 Meter, 10 Meter, wieder 5 Meter, 10 Meter, 20 Meter (optimale Entfernung), 30 Meter, 20 Meter, 10 Meter, wieder 1 Meter.
2) Der Klient bewegt den Träger ca. 10 Mal vor und zurück, bis der am weitesten entfernte sichtbare Punkt erreicht wird. Er berichtet, wie weit dieser entfernt ist (in Metern). Beispielsweise auf 1 Meter, 10 Meter, 30 Meter, 20 Meter, 50 Meter, 100 Meter (weitester Punkt), 50 Meter, 30 Meter, 10 Meter, 20 Meter, 10 Meter, 1 Meter.

Den Klienten zu fragen, ob es für ihn eine optimale Entfernung gibt, und den entferntesten sichtbaren Punkt festzustellen, sind zwei obligatorische Teilschritte in dieser Phase. Der erste ist hilfreich, um die Genauigkeit des Symbols zu beurteilen und die Wirksamkeit einzuschätzen. Der zweite ist Voraussetzung für den nächsten Schritt »Bewegen jenseits des Sichtbaren«.

Bewegen jenseits des Sichtbaren

Bei der Bewegung jenseits des Sichtbaren wird der Träger über die Grenze der sichtbaren Entfernung bewegt, sodass er verschwindet.

1) Zum Beispiel: auf 1 Meter, 30 Meter, 20 Meter, 50 Meter, 100 Meter (die weiteste sichtbare Entfernung), 500 Meter, 1000 Meter, 800 Meter und beliebig weiter – jenseits der 100 Meter bis unendlich weit.
2) Den Klienten anweisen, im Bereich zwischen 100 Metern Entfernung und unendlich weit ein bis drei Minuten zu verweilen, die Ruhe zu spüren, auszuruhen, den Zustand ohne Wünsche, Interessen und Bedürfnisse zu spüren, in die Leere zu kommen. Dabei den Klienten fragen,
   a) ob der Träger noch spürbar vorhanden ist, auch wenn er nicht mehr sichtbar ist
   b) ob er sich wünscht, dass der Träger wieder zurückkommt, unabhängig davon, ob er noch spürbar vorhanden ist oder nicht.
3) Den Träger von jenseits der 100 Meter-Marke bis unendlich weit entfernt nach und nach zurückholen, beispielsweise von unendlich weit auf 1000 Meter, 100 Meter, 50 Meter, 100 Meter, 20 Meter, 10 Meter, drei Meter, fünf Meter, einen Meter, und ihn wieder zurück vor Augen führen.

Das Bewegen jenseits des Sichtbaren schafft Bedingungen, um in eine Art Leere einzutreten.

Zu den zwei Fragen im Leere-Zustand: Der Vorgang der ersten Frage ähnelt dem zur Bestimmung der optimalen Entfernung während der Bewegung im Sichtbaren. Mit der zweiten Frage wird entschieden, ob die Arbeit mit Punkt 3) fortgeführt wird. Wenn der Klient sich nicht wünscht, den Träger zurückzuholen, kann man diesen überspringen und direkt zu den letzten zwei Schritten der Evaluation übergehen.

Die Leere erleben

Sobald der Klient in die Bewegung jenseits des Sichtbaren einsteigt, befindet er sich in der Leere. Es ist zu empfehlen, dass er vor oder nach einer weiteren Bewegung dort etwas verweilt, dem Zustand der Leere nachspürt. Diese Leere, in der es keine Probleme, keine Beschwerden gibt, hat eine deutliche psychotherapeutische Wirkung.

2.2.4 Die Wirksamkeit der Behandlung evaluieren

Der Klient wird gebeten, den Träger zurück vors Gesicht zu führen und die folgenden Schritte durchzuführen.

Den Träger betrachten

Der Träger wird aufmerksam betrachtet und sorgfältig auf Veränderungen geprüft bzgl. Größe, Gewicht, Farben, Form, Material, Alter etc. Alle Details werden genau beschrieben.

Das Symbol überprüfen

Der Klient öffnet den Träger, schaut hinein und überprüft, ob das Symbol darin sich auch verändert hat, bzgl. Größe, Gewicht, Form, Charakter etc. Er wird aufgefordert, all diese genau zu beschreiben.

Den Klienten nach seinem Befinden fragen

Der Klient wird gefragt, ob er Veränderungen in seinem Befinden spüren kann. Dazu gehören Veränderungen in der Wahrnehmung dort, wo die Symptome herrschten, Veränderungen der Stimmung insgesamt, der Gedanken und der Haltung zu den Beschwerden etc. Die Veränderungen werden genau beschrieben.

Die Beeinträchtigung durch die Symptome messen

Wie in Abschnitt 2.1.2.

2.2.5 Protokoll B ausfüllen

In Protokoll B werden die Veränderungen der subjektiv erlebten Beschwerden in Zahlen und Bildern festgehalten. Protokoll B wird von Klient und Therapeut anteilig ausgefüllt. Der Klient füllt seinen Part zuerst aus, der Therapeut kann auch nach der Behandlung protokollierten.

Die Beeinträchtigung markieren

Die Beeinträchtigung auf der entsprechenden Skala markieren. Wie in Abschnitt 2.1.5.

Das Symbol und den Träger aufzeichnen

Wie in Abschnitt 2.1.5.

Relevante Inhalte festhalten

Der Therapeut zeichnet während der Behandlung auftretende individuelle Ereignisse auf, wie zum Beispiel das Weinen des Klienten an einer Stelle, eine abweichende Anzahl von Durchgängen der dreifachen Entspannung, eine variierte Reihenfolge in der Durchführung etc.

2.3 Evaluation der Wirksamkeit

Die Evaluation der Wirksamkeit erfolgt direkt nach jeder Behandlung mit der Chinesischen Truhe, qualitative und quantitative Aspekte werden differenziert. Die qualitative Auswertung beruht auf der Einschätzung des Therapeuten, die quantitativen Werte werden anhand der Beeinträchtigungsskalen in den vom Klienten ausgefüllten Protokollen A und B ausgerechnet.

2.3.1 Qualitative Evaluation

Leerer Träger[10]

Der Träger ist leer, das Symbol verschwunden. Damit ist die Beeinträchtigung durch die Symptome gelöst, was so viel heißt wie klinisch geheilt.

Reduzierte Größe

Symbol und Träger sind geschrumpft, die Form ist verändert. Dies weist auf eine reduzierte Beeinträchtigung durch die Beschwerden hin.

Verwandlung

Symbol und Träger haben sich in andere Gegenstände verwandelt, was darauf hinweist, dass die Art der Beeinträchtigung durch das Symptom verändert wurde.

Oft kommen reduzierte Größe und Verwandlung gleichzeitig vor.

10 Im Orig.: »Klinisch geheilt« (Anm. d. Übers.).

2.3.2 Quantitative Evaluation
Klinische Fälle

Subjektiv eingeschätzte Beschwerden	
vor der Behandlung	**nach der Behandlung**
A = beliebiger Wert	B = 0: geheilt
A = 7	B ≤ 3: deutlich wirksam; B ≤ 5: wirksam
A = 8 oder 9	B ≤ 4: deutlich wirksam; B ≤ 6: wirksam
A = 10	B ≤ 5: deutlich wirksam; B ≤ 7: wirksam

Statistik für wissenschaftliche Zwecke

A = beliebiger Wert	B = 0: geheilt
B/A < 2/3	deutlich wirksam (kann bis zweistellig nach dem Komma sein)
B/A < 1/3	wirksam (kann auf 2 Dezimalstellen genau sein)

2.4 Setting

Die Chinesische Truhe findet in der Praxis in unterschiedlichen Settings Anwendung. Mit der Entwicklung einer bequemeren und vielfältigeren Fernkommunikation in den letzten Jahren wird die Chinesische Truhe immer häufiger über Video oder Audio durchgeführt.

2.4.1 Einzelkontakt (Angesicht zu Angesicht)

Dass der Therapeut und der Klient eins zu eins, von Angesicht zu Angesicht die Chinesische Truhe umsetzen, das ist die Grundanwendungsform dieser Technik.

2.4.2 Gruppe

Die Chinesische Truhe eignet sich für Therapiegruppen von 20 bis 30 Personen. Der Therapeut erklärt den Teilnehmern in Grundzügen die Vorgehensweise, sodass sie verstehen, was sie zu tun haben und wie sich dies umsetzen lässt. Die Gruppentherapie kann in den im Folgenden dargestellten beiden Varianten angewandt werden.

Ein gemeinsames Problem behandeln

Ein gemeinsames Lebensereignis führt zur psychischen Belastung einer ganzen Gruppe, was beispielsweise bei einer Krisenintervention im Katastrophenfall oder bei der Behandlung von Prüfungsangst von Schülern und Studenten der Fall sein kann.

Individuelle Probleme behandeln

Der Therapeut leitet die Teilnehmer einer Gruppe an, jeweils selbstständig ein eigenes Thema anzugehen. Dies wäre beispielsweise im Rahmen eines öffentlichen Angebotes für Psychohygiene innerhalb einer Wohnsiedlung denkbar.

Gruppenprozesse können mehr oder weniger interaktiv umgesetzt werden. In einem nach der Chinesischen Truhe gestalteten, kollektiv durchgeführten Gruppenprozess findet kaum Interaktion zwischen den Gruppenteilnehmern statt, jeder ist mit seinem eigenen Thema beschäftigt.[11]

2.4.3 Behandlung über Video

Diese verläuft ähnlich wie von Angesicht zu Angesicht, nur am Bildschirm. Therapeut und Klient bekommen zwar den Gesichtsausdruck, jedoch keine oder wenig Gestik ihres Gegenübers mit. Es findet keine Interaktion auf der Handlungsebene statt.

2.4.4 Behandlung über Audio

Die Behandlung läuft zum Beispiel über Telefon oder Messenger, unabhängig von der Entfernung. Dies ist die ungezwungenste Therapiemöglichkeit. Sowohl der Therapeut als auch der Klient können sich leichter entspannen. Die Therapiewirksamkeit hat sich oft als ziemlich zufriedenstellend erwiesen.

---

11 Im Orig. wird eine »kollektive« Therapie (集体治疗) ohne Interaktion von einer Gruppentherapie (团体治疗) mit Interaktion unterschieden. Der Begriff »kollektive Therapie« ist jedoch im dt. Sprachenraum unbekannt. Daher wird hier sinngemäß übersetzt (Anm. d. Übers.).

Anhang 1: Protokolle

Protokoll A zur Chinesischen Truhe (vor der Behandlung)

Name:	Geschlecht:	Datum:
______	______	______

1. Beschwerden (körperliche und psychische Symptome):

______

______

______

______

______

2. Beeinträchtigung durch die Symptome:

gar keine — max. Beeinträchtigung

0 1 2 3 4 5 6 7 8 9 10

|—|—|—|—|—|—|—|—|—|—|

3. Bild des Symbols, Bezeichnung:

Beschaffenheit (je ausführlicher, umso besser; mind. 3 Eigenschaften):

Größe (Länge:	Breite:	Höhe: cm)	Gewicht (kg)
______	______	______	______
Form	Material	Härte	Textur
______	______	______	______
Farben	Glanz	Geruch	Stil
______	______	______	______
Dekoration	Schloss	Andere	

4. Bild des Trägers, Bezeichnung:

Beschaffenheit (je mehr Eigenschaften, umso besser; mind. 3):

______________________	______________________
______________________	______________________
______________________	______________________
______________________	______________________

Protokoll B zur Chinesischen Truhe (nach der Behandlung)

1. Beeinträchtigung durch die Symptome:

gar keine — max. Beeinträchtigung

0 1 2 3 4 5 6 7 8 9 10

2. Verändertes Bild des Symboles, Bezeichnung:

Beschaffenheit (je ausführlicher, umso besser; mind. 3 Eigenschaften):

Größe (Länge:	Breite:	Höhe: cm)	Gewicht (kg)
Form	Material	Härte	Textur
Farben	Glanz	Geruch	Stil
Dekoration	Alter	Beschädigung	Andere

3. Verändertes Bild des Trägers, Bezeichnung:

Beschaffenheit (je mehr Eigenschaften, umso besser; mind. 3):

4. Besondere Ereignisse während des Behandlungsprozesses
(vom Therapeuten auszufüllen, bei Bedarf ist die Rückseite auch zu verwenden):

3 Fallbeispiele

Dieses Kapitel stellt Fallbeispiele in unterschiedlichen Formen dar: Fallskizzen, Fallprotokolle und -schilderungen, Dialoge sowie Transkriptionen einer Tonaufnahme. Die unterschiedliche Darstellung der Fälle bietet vielfältige Blickwinkel und verschiedene Detaillierungsgrade. Sie zeichnet für die Leser ein umfassendes Bild vom Therapieprozess und der Wirksamkeit der Chinesischen Truhe.

3.1 Fallskizzen

In den Fallskizzen werden nur Ausgangssymptom, Symbol, Träger und Ergebnis beschrieben. Der Behandlungsprozess wird ausgelassen, mit dem Ziel, die charakteristische Besonderheit und Wirksamkeit der Chinesischen Truhe hervorzuheben.
Die Untertitel benennen das jeweilige Ausgangssymptom, danach folgt in Klammern das Symbol.

3.1.1 Wut (ein Küchenmesser mit tropfendem Blut)

Studentin, wütend, mit rotem Gesicht, zugepresstem Mund und knirschenden Zähnen. Das Symbol ist ein Küchenmesser mit tropfendem Blut, der Träger ein Gusseisengestell, auf einem Sockel, so groß wie ein Haus.

Der Therapeut teilt der Klientin mit, dass der Träger später bewegt werden soll und das unbequem werden könnte. So wird das Gestell auf 2 Meter Länge, 1 Meter Breite und 1 Meter Höhe verkleinert.

Während der Bewegung weint die Patientin heftig; ihr wird ein Taschentuch angeboten. Der Prozess wird fortgeführt, die Klientin bewegt den Gegenstand weinend weiter.

Im Leere-Zustand verschwindet das Messer, die Beeinträchtigung ist von 10 auf 1 gesunken. Ihre Wut ist schwächer, die Klientin bedankt sich herzlich.

3.1.2 Trauer (Stein)

Eine Schülerin ist durch die Aufnahmeprüfung für die Fachhochschule gefallen. Jedes Mal, wenn sie ihre Mitschüler über die Prüfungsnoten reden hört, regt sie sich auf, weint haltlos.

Im Gespräch mit ihr wird klar, dass sie sehr verständig ist, aber ihren Fehlschlag emotional nicht akzeptieren kann und sehr niedergeschlagen ist.

Nach der Durchführung der dreifach regulierenden Entspannung wird ihre Stimmung stabiler. Es fühlt sich an, als ob ein Stein auf ihre Brust drücke: ein grau-schwarzer Stein, 3–4 Pfund schwer, unregelmäßige Form, kalt.

Der Therapeut schlägt ihr vor, den Stein von der Brust vor die Augen zu führen und ihn genau zu betrachten. Der Träger hat die Gestalt einer alten Schaufel aus Eisen mit einem kurzen Holzgriff.

Vor der Bewegung wird die Reinigung durchgeführt. Die Schülerin merkt bereits an, sie fühle sich nicht mehr traurig. Daraufhin fragt sie der Therapeut, ob sie den Stein noch wegbringen wolle. Sie bejaht. Der Träger wird fortbewegt. Nach nur zwei Bewegungen gibt sie an, den Gegenstand nicht mehr zu sehen. Der Therapeut bittet sie, genau hinzuschauen, ob er noch da sei. Sie berichtet, er sei nun hinter ihrem Rücken. Der Therapeut fordert sie auf, den Gegenstand wieder vors Gesicht zu bewegen. Nach weiteren zwei Bewegungen gibt sie an, sie fühle sich nicht mehr traurig, möchte die Übung beenden.

Der Beeinträchtigungsgrad betrug anfangs 10, zum Schluss 2.

3.1.3 Schlaflosigkeit (Leinwand)

Ein männlicher Klient, über 60 Jahre alt, leidet seit mehr als 20 Jahren unter Einschlafstörungen, Beeinträchtigungsgrad 9. Oft falle es ihm auch nach der Einnahme von Diazepam schwer, wieder einzuschlafen; zwar nicke er ein, wache aber in der Nacht auf und könne vor Aufregung nicht mehr in den Schlaf finden. Reichliche und spannende Träume; im Bett Kopfkino: Szenen aus dem Alltag, aus Büchern, Serien oder Filmen, verschiedenste historische Figuren tauchen abwechselnd auf, hoch fantastisch. Keine offensichtlichen körperlichen Beschwerden.

Auf entsprechendes Nachfragen kann der Klient sein Kopfkino auf eine Leinwand von 1,5 Σ 2 Metern projizieren. Danach wird die Leinwand zusammengerollt und in eine Papierrolle gelegt, weiter auf

100 Meter bewegt und ist nicht mehr sichtbar; sie wird nach Aufforderung weiter auf 200 Meter bewegt.

Am Ende der Behandlung wird nicht nach dem Beeinträchtigungsgrad des Klienten gefragt. Er schläft allerdings in der gleichen Nacht schnell ein, schläft fast ohne Traum durch. In den kommenden vier Nächten nimmt er kein Schlafmittel, schläft jede Nacht 8 Stunden, träumt wenig, schläft aus. Kein Follow-up.

3.1.4 Soziale Ängste (kleiner Zweig)

Weibliche Klientin, mittleren Alters. Nach eigenen Angaben Angst vor dem Vorgesetzten, Angst, sich freizunehmen. Oft traue sie sich nicht, ihrem Vorgesetzten gegenüber den Mund aufzumachen, auch wenn sie ihren ganzen Mut zusammennehme. Deswegen habe sie sogar versäumt, eine Angehörige beim Arztbesuch zu begleiten.

Das Symbol kann nicht auf die Schnelle gefunden werden. Der Therapeut kündigt an, er spiele nun die Rolle ihres Vorgesetzten, die Klientin solle sich bei ihm melden, um sich freizunehmen. Als die Klientin sich nicht traut, fragt sie der Therapeut, wo sie sich unwohl fühle. Sie antwortet, es stecke irgendwas im Brustraum mit einem Beeinträchtigungsgrad von 8 bis 9. Auf Nachfragen, was steckengeblieben ist, antwortet sie, ein kleines Stück Zweig. Danach werden ausführlich Fragen gestellt bzgl. Art, Länge, Alter, Farbe, Gewicht etc. des Zweigs. Als Träger gibt sie die weiße Tupperdose daheim an. Wieder wird detailliert nachgefragt, dann werden Symbol und Träger gereinigt und bewegt.

Nach der Behandlung fühlt sich die Klientin ausgesprochen erleichtert. Ihre Beeinträchtigung ist auf 2–3 gesunken. Die Hausaufgabe, beim Vorgesetzten um Freistellung zu bitten, kann sie mit Freude annehmen.

3.1.5 Bauchschmerzen (ein weißer Ball)

Fünfjähriges Mädchen, Bauchschmerzen unklarer Genese.

Die Durchführung der Chinesischen Truhe zeigt mit geschlossenen Augen zunächst keine bedeutende Wirkung. Das Bild verschwindet, nachdem die Klientin es auf 2 Meter bewegt hat. Das Mädchen meint, es sehe mit geöffneten Augen klarer, und führt so die Übungen fort.

Das Symbol ist ein weißer Ball, der Träger eine Holzkiste. Das Warm-up verläuft reibungslos, bei der Bewegung jenseits des Sichtbaren ist die Kiste auf 50 Metern Entfernung noch da, der Bauchschmerz verschwunden. Das Mädchen wird durch den gesamten Vorgang geleitet. Als die Kiste zurückgeholt wird, ist sie uralt geworden; der weiße Ball ist geschrumpft, zu einer Perle geworden. Ihre Beschwerden sind komplett verschwunden.

3.1.6 Schulterschmerzen (eine blutige Glasscherbe)

Männlicher Klient mittleren Alters. Schmerzen in der rechten Schulter, Beeinträchtigung von 8 bis 9. Ausstrecken des rechten Arms nach hinten eingeschränkt, gefühlte Blockade.

Das Symbol ist eine blutige Glasscherbe. Nachdem diese herausgeholt worden ist, wird sie in einen Tontopf als Träger gelegt. Die Scherbe wird zuerst mit einer Pinzette angezogen, dann mit den Fingern herausgepult, dies wird als ziemlich mühsam empfunden. Das Stückchen Glasscherbe fühlt sich dabei fast hundert Pfund schwer an. Es wird in das Tongefäß hineingelegt, die Beeinträchtigung sinkt auf 2–3. Die Einschränkung der rechten Schulter beim Ausstrecken nach hinten nimmt deutlich ab.

Nachbesprechung am dritten Tag: Die Beeinträchtigung ist jetzt ein Ziehen auf lediglich 1, die Beweglichkeit der Schulter fast normalisiert.

Nachbesprechung zwei Wochen später: Abgesehen von einem lokalen Druck- und Schmerzgefühl keine Auffälligkeiten mehr.

3.2 Fallprotokolle und -schilderungen

Bei der Beschreibung und Protokollierung der Fälle wird der grundlegende Ablauf unterschiedlich detailliert dargestellt, mal ausführlich, mal in konzentrierter Form. Schwerpunkte und Kernglieder werden hervorgehoben, Schilderung und Diskussion wechseln sich ab. Erkenntnisse, Eindrücke und Assoziationen des jeweiligen Therapeuten werden wiedergegeben. Die Berichterstattung unterscheidet sich stilistisch je nach Gewohnheit und Schwerpunkt des Therapeuten.

3.2.1 Gereizt- und Bedrücktsein (ein alter Baum)

Klient[12]*:* Männlich, über 40 Jahre alt, Planer in einer Kultur- und Kommunikationsfirma
Therapeutin: Zhou Wen, weiblich, Managerin einer psychologischen Beratungsfirma
Zeitpunkt: 17.11.2018

Nach der dreifach regulierenden Entspannung wird der Klient zu seinen Beschwerden befragt. Er beschreibt, dass er im Alltag immer wieder gereizt, genervt und bedrückt sei. Zu konkreten (psychischen und somatischen) negativen Empfindungen befragt, gibt er ein unruhiges Gefühl und Druck im Herzbereich mit einem Beeinträchtigungsgrad von 7 an. Auf die Frage, ob das Gereizt-/Genervtsein oder das Druckgefühl schlimmer sei, nennt er das Druckgefühl. Daraufhin wird der Klient angeregt, konkret zu beschreiben, um was für ein Druckgefühl es sich handelt. Beispielsweise, ob es durch Zudecken, Belasten, Einschnüren etc. entsteht. So wird der Klient in die vertiefende Imagination des konkreten Symbols geleitet, das seine Beschwerden verkörpert.

Der Klient braucht eine ganze Weile, um zu spüren, erzählt dann von einem Baum, einem Riesenbaum. Ein alter, beinahe sterbender Baum. Er habe am Stamm nah der Wurzel ein großes Loch, darin sei es dunkel und leer. Genau dieses schwarze große Loch habe den Baum nach und nach seine Lebenskraft gekostet, der Baum sei aber noch nicht gestorben. Im Herbst und im Winter sehe der große Baum aus wie tot, wenn aber der Frühling komme, würden aus den Zweigen wieder Blätter austreiben, der Baum sei also nicht wirklich gestorben. Ein Teil der Wurzeln befinde sich über der Erde, ein Teil unterirdisch, im Unsichtbaren; der sichtbare Teil sei unordentlich, aber auch nicht zu sehr durcheinander. Vom Geäst sei noch etwas übrig, mager, nicht mehr üppig. Der Baumstamm sei fast glatt und nackt, die Rinde beinah vollständig abgefallen. Um das große Loch am Baum hingen dreckige Erde und die restliche zusammengeschrumpfte Rinde. Der Baum wiege ca. 1 Tonne, sei 10,5 Meter hoch, habe einen Durchmesser von 3 Metern. Das Loch sei ca. 1,5 Meter hoch, 60 Zentimeter breit, nehme ¼ bis ⅕ des ganzen Baumvolumens ein. Der Stamm sei braungelb.

12 Die Daten der Klienten sind anonymisiert; die Therapeuten werden namentlich erwähnt (Anm. d. Übers.).

Bei der Befragung des Klienten zum Symbol erscheint es nicht ganz präzise, noch nicht komplett vom Problem getrennt, da der Baum, wenn auch scheinbar, nicht wirklich gestorben ist. Im Frühjahr werden wieder junge Blätter austreiben, was auf eine Rest-Vitalität des Baums hinweist. Da das Symbol die negative Auswirkung des Problems verkörpert, wird hier deutlich, dass das Symbol und das Problem noch nicht komplett voneinander getrennt sind. An der Stelle wird der Klient gefragt, ob es an dem großen Loch liege, dass der Baum verfault ist und bald sterben wird; er bejaht. Daraufhin wird der Klient eingeladen, seine Wahrnehmung auf das Loch zu konzentrieren; der Klient bestätigt nun eindeutig, das Symbol sei dieser große Baum. So wird der große Baum für diese Sequenz als Symbol festgelegt.

Im Anschluss wird der Klient nach einem zum Symbol passenden Träger gefragt. Der Klient überlegt länger, antwortet, es sei ein Waggon aus einem Güterzug, braungrau, alt. Der ganze Waggon bestehe aus dem gleichen Material, aus Stahlplatten. Oben offen ohne Decke, auf allen vier Wänden karierte Muster. Auf den beiden Außenseiten gebe es Bajonettverschlüsse. Der Waggon wiege 1 Tonne, sei 10 Meter lang, 4 Meter breit, 2 Meter hoch, die Wände hätten eine Dicke von 5,5 Zentimeter.

Nach dem zweiten Durchgang der dreifach regulierenden Entspannung scheint der Atem des Klienten noch tiefer zu werden. Danach wird der Klient gebeten, den Baum und den Waggon zu reinigen. Zuerst wird der Baum auf der Höhe der Wurzel abgesägt, auch die Äste werden abgesägt. Mit Flusswasser werden Stamm und Äste gereinigt. Die Erde um das große Loch und die Rinde werden entfernt, Innen- und Außenseiten des Waggons gesäubert. Im Anschluss werden Baum und Äste in den Waggon gelegt, mit Stahldrähten an beiden Seiten des Waggons festgebunden.

Nach (erneuter) dreifach regulierender Entspannung beginnt das Warm-up. Der Gegenstand wird von direkt vor Augen auf einen Meter, drei Meter, wieder zurück auf einen Meter Entfernung bewegt; das wird zweimal wiederholt. Nun wird der Klient nach seiner Wahrnehmung gefragt und ob das Objekt sich verändert habe. Er teilt mit, der Gegenstand werde bei Vorwärtsbewegung kleiner.

Während der folgenden Bewegung im Sichtbaren findet der Klient keine optimale Entfernung. Er wird gefragt, ob er den Gegenstand während der Bewegung genau sehen könne, was er bejaht. Die weiteste Entfernung im Sichtbaren beträgt 5000 Meter, dort wird der Gegenstand als ein kleiner schwarzer Punkt wahrgenommen.

Während der folgenden Bewegung jenseits des Sichtbaren wirkt der Gegenstand auf 6000 Metern verschwommen, auf ca. 8000 Metern verschwindet er komplett. Auf die Frage, ob der Gegenstand, auch wenn er nicht mehr sichtbar sei, noch existiere, antwortet der Klient, er sei noch da, selbst wenn er nicht mehr sichtbar sei.

Es wird weiter gefragt, ob der Klient den Gegenstand, da er noch da sei, zurückholen möchte. Der Klient überlegt und bejaht. Die Bewegung wird fortgesetzt. Zurück auf 5000 Metern Entfernung ist der Gegenstand noch ein schwarzer Punkt. Er wird weiter zurückbewegt bis vor die Nase. Der Klient wird gebeten zu überprüfen, ob Symbol und Träger sich verändert haben. Er antwortet, weder der Waggon noch der Baum, sie seien noch so sauber wie vorher nach dem Abspülen im Flusswasser. Auf die Frage nach dem Beeinträchtigungsgrad nennt er 4.

Die Frage, ob er Symbol und Träger fortbringen will, bejaht er. Der Klient wird weiter befragt, ob es ihm schwerfalle loszulassen, da er den Gegenstand noch zurückholen wollte, als er in einer Entfernung war, in der er für ihn nicht mehr sichtbar war. Ja, er fühle sich ein bisschen verloren und halte noch etwas daran fest. Der Klient wird gebeten, nochmals den Baum, die Äste und den Waggon genau zu betrachten, den Baum und die Äste erneut auf den Waggon zu laden, sie wiederum mit Stahldrähten zu befestigen und zu bewegen.

Diesmal wird schneller, in großen Sätzen bewegt; die Bewegung fühlt sich deutlich fließender und reibungsloser an. Bald wird die weiteste Entfernung von 5000 Metern erreicht, dann 6000 Meter; die Bewegung wird fließender und fließender. Auf 10 000 Metern, 20 000 Metern meint der Klient, er könne noch schneller, in noch größeren Sätzen. So erhält er gleich die Anweisung, den Waggon unendlich weit weg zu bewegen. Die Anweisung »unendlich weit weg« wird dreimal wiederholt.

Nach einer Weile wird der Klient gefragt, ob er die Unendlichkeit erreicht habe. Der Klient bejaht, beschreibt, er sei an einem weit entfernten Ort angekommen, wo es nichts gebe; er sähe blau-lila Licht. Der Gesichtsausdruck des Klienten wirkt in diesem Augenblick deutlich entspannt, der ganze Körper sichtlich lockerer. Auf die Frage, was er empfinde, nennt er Frieden und Entspannung. Er wird gebeten, sich die gegenwärtige Empfindung zu merken, möglichst lange in diesem Zustand zu verweilen, bis er es nicht mehr möchte, dann könne er die Augen öffnen. Der Klient verweilt ein paar Minuten in diesem Zustand, öffnet danach langsam die Augen. Als Beeinträchtigungsgrad gibt er 1 oder 2 an.

Der ganze Prozess dauert ca. 80 Minuten.

3.2.2 Husten, Bedrückung und Engegefühl (Eisenstangen im Körper)

Klientin: Fang (Pseudonym), weiblich, über 40, Psychologische Beraterin
Therapeutin: Chen Yi, weiblich, stellvertretende Professorin der Psychologie an einer Hochschule
Zeitpunkt: Erste Sitzung am 10.3.2018

Fang hat vor einigen Monaten eine Lungenkrebs-OP hinter sich gebracht, ihre Hauptbeschwerden sind Husten, Bedrückung, Engegefühl mit Atembeschwerden. Sie erzählt mir, sie habe eine Menge Schleim unterhalb des Halses, den sie nicht abhusten könne. Sie redet und hustet dabei ununterbrochen, hustet mit nicht wenig Auswurf.

Sie erzählt von ihrem Symbol, einem Haufen grauschwarzer Erde zwischen Brustraum und Hals, unter der Erde seien Krabbeltierchen und verfaulte Reste von Zweigen, dazu noch uralte Spuren vom jahrelangen Regen in der Erde. Der Haufen Erde im Brustkorb sei schwer wegzutragen: Der gefundene Träger sei eine Schubkarre aus Eisen, voll mit spitz aufgehäufter Erde; neben der Karre sei noch Erde übrig, sie sei beim Anblick der restlichen Erde sehr traurig, wüsste nicht, wie sie es schaffen solle, alle Erde auf einmal abzutransportieren. Sie wünscht sich beim Abtransportieren der Erde meine Unterstützung. Beeinträchtigung bei 8.

Ich beginne mit ihr die dreifach regulierende Entspannung. Schritt für Schritt teilt sie mit, die Erde sei verschwunden, in ihrem Körper würden zwei quer steckende Eisenstangen auftauchen. Sie hätten einen Durchmesser von 3 Metern, seien 30 Meter lang, lägen parallel quer in ihrem Körper, von beiden Seiten jeweils 7,5 Meter im Fleisch steckend, wögen 300 Kilo.

Ich finde, diese sollen aktuell am dringendsten behandelt werden, und bespreche mit Fang, dass wir die Eisenstangen herausholen.

Wir besprechen uns zunächst, welche Stange wir als Erste bewegen. Sie ist für die auf der rechten Seite. *(Notiz von Fang: Ihre OP war auf der rechten Lunge.)* Wir bewegen also die erste Stange. Während der Bewegung sei diese Stange langsam dünner geworden, berichtet sie, sodass wir beginnen, sie Schritt für Schritt über den Hals nach draußen zu bewegen. Es ist ziemlich anstrengend. Während Fang die Stange bewegt, hustet sie *(über den gesamten Ablauf hustet sie ständig, hält die Schachtel Taschentücher fest, hustet aber nicht viel Auswurf ab)*. Ich reguliere die ganze Zeit meine eigenen Gefühle, gehe empathisch auf sie ein, beruhige sie. Nach einer Weile meint Fang, die Eisenstange werde dünner und dünner, länger und länger, und zieht sie dann langsam Stück für Stück aus dem Rachen heraus. Der ganze Prozess dauert eine Ewigkeit, sehr mühsam, bis die Stange schließlich komplett draußen ist. Fang sagt, die Eisenstange sei 1000 Meter lang, was ich vor Schreck kaum glauben kann. Hernach beträgt die Beeinträchtigung 6.

Fang sagt, seit die Stange herausgezogen worden sei, fließe dort Energie.

Zeitpunkt: Zweite Sitzung am 11.3.2018

Am nächsten Tag arbeiten wir weiter zusammen. Nach erneuter dreifach regulierender Entspannung wird die andere Eisenstange, die am Tag vorher noch nicht herausgenommen worden war, genau untersucht. Diese Eisenstange sei 30 Meter lang, mit einem Durchmesser von 1 Meter, an beiden Seiten jeweils 7,5 Meter im Fleisch steckengeblieben; grauschwarz; auch wenn sie oberflächlich nicht verrostet wirke, scheine sie längere Zeit abgelegt worden zu sein und die ganze Stange sei bereits etwas oxidiert; sie wiege 300 Kilo.

Nach der Beschreibung möchte Fang wie gestern mit meiner Unterstützung zuerst die Eisenstange dünner werden lassen und dann aus dem Rachen herausziehen. Der Vorgang ist aber äußerst mühsam. Fang hustet immer noch ständig. Ich erinnere sie hin und wieder an tiefes Atmen zur Entspannung, erinnere sie, sich auf das Ausatmen zu konzentrieren, während Fang berichtet, sie habe Hoffnung, sei sehr eifrig dabei, habe daher umso mehr Gedanken im Kopf; es falle ihr schwer, sich zu entspannen und zu konzentrieren. In dem Moment, in dem sie ihre Hoffnung und die störenden Gedanken geäußert hat, kann sie diese aber bereits loslassen; es folgt erneut die dreifach regulierende Entspannung. Dabei berichtet sie von einem 350 Grad heißen Feuer, die Mitte der Eisenstange schmelze unter der hohen Temperatur zu einer silbernen Flüssigkeit. Sie tropfe herunter, forme an beiden Enden eine Spitze wie ein Meißel, in der Mitte wie eine scharfkantige Spirale. Wir versuchen, das Ganze aus ihrem Mund herauszuholen, nach ca. 20 Minuten gelingt es ihr immer noch nicht. Ich überlege, dass es noch mehr Kraft und Energie kosten wird und sie bereits extrem unter Selbstzweifeln leidet. So entscheide ich, gleich einen Träger zu suchen, das Gebilde in den Träger zu legen und alles zu bewegen.

Fang findet zuerst eine 30 Meter lange Nylontasche als Träger, 20 Pfund schwer, die runde Öffnung könne mit einer Schnur zugebunden werden. Ich gebe zu bedenken, dass dieser Träger meiner Meinung nach nicht stark genug sein wird. Fang gibt dann einen Bambuskorb als Träger an, 35 Meter lang, aus 5 Zentimeter dickem Bambus geflochten, die Zwischenräume recht groß; die Mitte sei breiter als die Enden, die Öffnung 80 Zentimeter breit; insgesamt 20 Pfund schwer. Ich merke in diesem Moment, dass auch der Bambuskorb nicht tragfähig genug ist, außerdem sind die Zwischenräume der Bambusstreben zu groß. Gleichzeitig ist mir klar, dass die Klientin ihren Träger gerade erst stabilisiert hat. Um es gleich noch mal zu tun, würde ihr wahrscheinlich die Kraft fehlen, also lasse ich es dabei. Nachdem die Eisenstangen und der Bambuskorb aufgezeichnet worden sind, bereiten wir uns darauf vor, die (zweite) Eisenstange direkt aus dem Körper zu holen.

Nach ausführlicher Übung der dreifach regulierenden Entspannung berichtet Fang, die Eisenstange sei aus der Bauchdecke herausgeflogen, es sei so anstrengend; auf der Bauchdecke habe sie ein großes Loch hinterlassen! Fetzen von der explodierten Bauchdecke seien überall verteilt! Als ich erfahre, dass ein Loch in ihrer Bauchdecke entstanden ist, bin ich kurz erschrocken, versuche aber sofort, mich zu beruhigen: Jetzt gibt es kein Zurück mehr, jetzt geht es darum, zu stabilisieren. Beim Anblick der leidenden Mimik Fangs zeige ich mein Mitgefühl. Fang berichtet nun, sie habe die überall versprengten Teile ihrer Bauchdecke eingesammelt und an ihrer ursprünglichen Stelle zusammengesetzt. Da die Kraft bei der Explosion zu groß gewesen sei, sei in der Mitte noch ein Loch. Sie erzählt aus eigener Initiative, sie fülle das Wundloch mit einer Menge Medikamente (wie einer antibiotischen Salbe und einem speziellen Wundpulver etc.), im Anschluss bedecke sie die Stelle mit Pflaster und umwickele sie mit Verbandmull. Während sie die Wunde verbindet, nennt sie eine Menge Medikamentennamen. So nehmen wir uns Zeit, um das Loch in der Bauchdecke zu schließen. Als sich die Wunde auf dem Bauch heil anfühlt, gehen wir zum nächsten Schritt über.

Ich spüre in diesem Moment, dass Fang gerade nicht über genügend Kraft verfügt. So entscheide ich für sie, dass sie die zweite Eisenstange aus dem Bambuskorb herausholt, die beiden Stangen getrennt reinigt und erst dann bewegt. Die zweite Eisenstange sei verklebt mit Blut, Fleisch und Eiter, allein der Anblick tue Fang in der Seele weh. Sie wasche und reinige sie, berichtet sie und hustet, weint laufend dabei. Zuerst sprühe sie mit einer Wasserpistole; mit zunehmenden Wassermassen beim Reinigen würden Blut und Eiter sich mit dem Wasser zu einem Flüsschen versammeln; die Hälfte des Flüsschens sei bereit rot verfärbt. Fang betrachtet weinend den halb rot verfärbten Fluss; dabei gehe ich einfühlsam auf sie ein und frage, wie der Reinigungsprozess verläuft. Sie erzählt, sie beginne mit einem Messer, das Fleisch von den Kanten zu kratzen, dann mit einer Bürste, schleife mit Sandpapier, reinige das Ganze Stück für Stück. Da seien fünf Spiralen; jedes Mal, wenn sie eine fertig gereinigt hat, gibt sie mir Bescheid.

(Anmerkung der Klientin: Die Fortschritte bei der Reinigung und ihre Gedanken während des Reinigungsprozesses zu berichten, hat ihr dabei geholfen, die im Kopf entstandenen störenden Gedanken zu beseitigen und sich zu sortieren.)

Als sie dreieinhalb Spiralen gereinigt hat, sagt sie, sie sei erschöpft. Ich finde, es ist Zeit für eine Pause und Entspannung, sie will es aber doch bis zum Ende schaffen; halbe Sachen beunruhigten sie. Im Laufe der Reinigung gebe ich ihr Rückmeldung, sie sei bereits ziemlich erschöpft, dabei fühlt sie sich verstanden, nimmt mein Mitgefühl wahr. Sie beruhigt sich, macht eine Pause, begreift auf einmal von selbst, dass sie beim Trocknen an der Sonne tatsächlich eine Pause machen könnte, das an der Stange klebende Fleisch würde getrocknet, nicht mehr so fest kleben, nachher wäre die Stange mit der Wasserpistole leichter zu reinigen. In diesem Moment spüre ich ihre Kraft und ihre Wandlungsfähigkeit.

Nachdem das Symbol (die zweite Stange) Schritt für Schritt gereinigt wurde, stellt sie fest, dass es kleiner geworden ist, von ursprünglich 30 Metern, 300 Kilo auf 2 Meter und 50 Kilo.

Danach benennt sie den entsprechenden Träger. Diesmal ist der Träger besonders stabil: Es sei eine Kiste aus Kiefer, aus 50 Zentimeter dicken Brettern, jede Seite 2 Meter lang, quadratisch, nach Kiefer duftend; da sie frisch gebaut sei, zeige sie noch Holzsplitter. Sie sei 30 Kilo schwer.

Mir fällt in diesem Moment auf, dass die Holzbretter richtig dick sind, ich spüre dabei die starke innere Kraft der Klientin; gleichzeitig merke ich, dass der innere Durchmesser der Holzkiste kleiner als 2 Meter ist und das Symbol logisch betrachtet gar nicht hineinpassen würde. In diesem Moment wäre es wahrscheinlich kontraproduktiv, die Klientin auf die fehlende Logik hinzuweisen. Wenn sie das Gefühl hat, dass das Symbol hineinpasst, dann sollte es auch funktionieren. Im Folgenden wird die Holzkiste oben mit Heu, unten mit Baumwolle gefüllt, danach beginnt die Bewegung. Fang wird neugierig während des ganzen Prozesses des Hin-und-Herbewegens und will wissen, wie das Symbol nun aussieht, als die Kiste auf 5 Meter Entfernung bewegt ist. Nachdem sie den Deckel geöffnet hat, muss sie feststellen, dass sie sie nicht wieder zumachen kann – eine Ecke stehe heraus. An dieser Stelle wird die Kiste zurückgeholt, vergrößert, die Dicke der Wände reduziert. Das Symbol wird stabil in die Kiste hineingelegt, die nun perfekt passe. Nochmals wird die Kiste von innen und außen bearbeitet, glatt gehobelt, mit einem Tuch werden die Holzspäne entfernt; die Kiste wird mit Baumwolle gefüllt, befestigt, danach nochmals in Bewegung gebracht.

Während die Kiste weiter hin- und herbewegt wird, stellt Fang fest, dass der Träger ein rot lackiertes Schmuckkästchen mit Verzierung darauf geworden ist, das Symbol ein Saphirring. Der dunkelblaue Saphir sei ziemlich groß, 40 Gramm schwer, der Ring aber sehr klein. Fang möchte das Kästchen auf 10 Metern Entfernung belassen.

Beim Aufzeichnen des Rings murmelt sie: »Das gefällt mir nicht.« Aus Neugier frage ich nach: »Du sagst, das gefällt dir nicht?« Fang legt mit ihrer Erzählung los: Der Ring symbolisiere ihre Ehe, der 40 Gramm schwere Saphir sei äußerlich bewundernswert, sei in der Tat aber zu groß, passe überhaupt nicht zum Ring. Die Art und Weise, wie ihr Mann sich um sie kümmere, sei für sie verletzend. Also, wenn eine Rinne um einen alten Baum gegraben werde, so scheine es, als sollte der Baum dadurch bewässert werden, tatsächlich jedoch würden die tiefen Wurzeln des Baums beim Graben immer wieder abgeschnitten und verletzt. Dann erzählt sie mir, die OP vor Kurzem habe sie eigentlich nur angetreten, um Konflikte zu vermeiden. Wenn die OP nicht durchgeführt worden wäre, hätte ihr

Mann allen Druck aus dem Umfeld mobilisiert einschließlich ihrer Eltern, was sie schwer ausgehalten hätte. Sie habe sich deswegen der OP unterzogen, damit ihr Mann zufrieden sei und die Familie Ruhe gebe. Ich frage sie zwischendurch, ob das Schmuckkästchen besser auf 10 Meter Entfernung bleiben soll. Sie bejaht.

Bei der Schlussevaluation ist der Beeinträchtigungsgrad des Problems bei 3. Nach der zweiten Bewegung kann Fang wieder artikulieren, während ihr vorher das Sprechen ziemlich schwerfiel.

Katamnese: Nach der Behandlung sind die Bedrückung und das Engegefühl mit Atembeschwerden deutlich gelindert, der Husten reduziert. Zudem saß das Husten ursprünglich ziemlich tief, fühlte sich an, als werde vom tiefen Lungenboden nach oben gehustet. Nach der Behandlung sitzt die Quelle des Hustens weniger tief. Vor der Behandlung konnte sie nur mühsam sprechen, danach fühlt sie sich beim Sprechen immer noch schwach, aber bereits frei. Die Wirkung zeigt sich nach der Behandlung stabil, die Symptome Husten und Bedrücktsein/Enge nehmen kontinuierlich ab; kein Rückfall. Die Genesung nimmt in den kommenden Monaten insgesamt eine positive Richtung.

3.2.3 Gewissenskonflikt / schlechtes Gewissen (ein riesiger Eisenhaken im Körper)

Klient: Joe (Pseudonym, Teilnehmer einer kollektiven Gruppenbehandlung mit der Chinesischen Truhe), männlich, ca. 30 Jahre alt, Angestellter in einer Firma
Therapeutin: Zhou Wen, weiblich, Leiterin einer psychologischen Beratungsstelle
Zeitpunkt: 14.10.2018

Während der kollektiven Durchführung der Chinesischen Truhe denke ich an etwas, das ich anderen zu tun versprochen habe, obwohl ich es eigentlich gar nicht tun wollte. So ist zwischen Tun und Nichttun ein massiver Konflikt entstanden, ein Widerstand, es zu erledigen, und ein schlechtes Gewissen, es nicht auszuführen.

Es fühlt sich an wie irgendwas, das mich von innen greift, als ob sich ein riesiger Haken *(das Symbol)* in meinen Körper bohrt. Ich weiß, der gehört nicht zu mir, aber er ist in der Tat in meinem Körper spürbar. Ich könnte ihn beim besten Willen nicht rausreißen, als ob er im Fleisch festgewachsen wäre, vom linken Schlüsselbein über die linke Brust oberhalb des Herzens durch die linken Rippen bis schließlich tief in meinem Bauch. Ich will ihn abstoßen, ich fühle mich unwohl mit ihm, aber er ist einfach dort, ekelt mich an, zieht an meinen Organen und meinem Fleisch, zieht nach rechts. Es tut zwar nicht weh, ist aber einfach uncool. Dieses Ziehende im Fleisch, einfach unangenehm.

Als die Therapeutin mich genauer nachspüren lässt, merke ich, dass der Haken halbmondförmig ist, ca. 0,5 Meter, vom Schlüsselbein bis zum Unterbauch gespannt, an den Enden dünner als in der Mitte, an der dicksten Stelle ungefähr so dick wie mein Handgelenk. Anfangs sehe ich ihn nicht wirklich deutlich, da er im Fleisch sitzt. Wenn ich genau hinspüre, fühlt es sich an, als ob er schwarz wäre, öliges Schwarz, oben voller Rostflecken, Rostflecken in Rot; die flächenweise roten Rostflecken lassen den ganzen Haken etwas schwarz-rot ausschauen. Im Austausch fragt die Therapeutin, wie schwer er ist. Ich kann es anfänglich nicht wahrnehmen, beim Nachspüren fühlt es sich an wie 20 Pfund, ziemlich schwer.

Als die Therapeutin uns den Träger imaginieren lässt, fällt mir blitzartig sofort eine einfache gelbe Holzkiste aus Holzleisten ein. Innen drin sehe ich noch die gelben Papierschnipsel, so was wie Füllmaterial. Daher verschwende ich kaum Zeit mit der Imagination des Trägers, sondern habe gleich den Gedanken, diesen Haken aus dem Körper herauszuholen. Ich merke, er ist in meinem Körper, im Fleisch – ich habe vorher die Geschichte von der aus dem Bauch explodierten Eisenstange gehört, weiß deswegen, dass ich mich »operieren« kann. Daher überlege ich, den Haken mit einem Messer aus dem Körper herauszusezieren. In meiner Vorstellung wird mit einem Skalpell dem Haken entlang auf der Haut ein langer Schnitt eröffnet; beim Schneiden kann ich sogar das Messer die Haut öffnen fühlen, es auf dem Haken kratzen fühlen.

Das Fleisch ist getrennt worden, innen drin sehe ich den Haken. Ich will ihn eifrig rausholen, aber es ist ziemlich schwierig. Es fühlt sich an, als ob er zu lange drin gewesen wäre, als ob er mit dem Fleisch verklebt wäre. Er lässt sich nicht herausziehen, lässt sich nicht rausholen. Dann versuche ich, an der Stelle des linken Unterbauchs das Ende des Hakens langsam herauszuheben; es fühlt sich so an, als ob es noch möglich wäre, ihn langsam, Stück für Stück herauszuziehen. So hole ich von unten nach oben, Stück für Stück den Haken aus dem Fleisch heraus, hebelnd, ziehend. Auf der Hälfte der Strecke stelle ich auf einmal fest, dass in der Kiste *(Träger)* ein halber Haken ist. Mir ist noch nicht klar, dass das die Längsschnitt-Hälfte ist. Ich denke, der Haken sei komplett draußen, spüre aber noch was im Körper, es ist noch nicht fertig. Erst dann merke ich, dass das draußen nur der halbe Haken ist, die andere Hälfte ist noch im Körper. So reiße ich den Haken weiter langsam aus dem Fleisch heraus – da er im Fleisch angewachsen ist, ist er schwer rauszuholen. Diesmal geht es aber flüssiger, fühlt sich entsprechend leichter an. Langsam habe ich das Gefühl, dass die andere Hälfte auch raus ist. Aber in diesem Moment merke ich, dass noch etwas auf der linken Brust oberhalb des Herzens drückt und zieht. Beim Hineinfühlen spüre ich, da ist noch ein Ende drin, wie ein halbes Kalbshorn, noch fester als der andere Teil mit dem Fleisch verklebt; er lässt sich, egal wie, nicht rausziehen. *(Hier leitet die Therapeutin die Teilnehmer an, den Träger genau zu betrachten, danach die dreifach regulierende Entspannung durchzuführen. Ich ignoriere dies aber, stattdessen bin ich mit meiner eigenen Angelegenheit beschäftigt.)*

Dieser Prozess ist ziemlich anstrengend. Ich versuche, dieses Ende mit der Hand rauszuziehen; beim Rausziehen klebt aber mein Fleisch daran, also versuche ich mit dem OP-Messer das Fleisch Stückchen für Stückchen von diesem kleinen Ende zu trennen, am Rand entlang Stückchen für Stückchen das verklebte Fleisch abzuschaben. Langsam, Stückchen für Stückchen, gelingt es mir, dieses Ding rauszuholen. In diesem Moment atme ich tief aus, seufze laut, fühle mich richtig erledigt und erschöpft. Danach spüre ich in meine linke Brust hinein, ich merke zwar etwas, es ist aber kein Fremdkörper mehr, sondern eine Art Schmerz wie nach der OP. Die Wunde tut mir noch weh, aber nicht heftig. Ich freue mich, das Ende rausgeholt zu haben.

(Ich kann mich nicht mehr erinnern, an welcher Stelle die Therapeutin gerade ist, auf jeden Fall noch vor der Bewegung.) In diesem Moment lege ich das rausgenommene Endchen auch in die Holzkiste, Position wie aufgezeichnet. Der Träger ist ziemlich einfach, eine schlichte Kiste aus Holzleisten, zwischen den Leisten sind noch Spalten; der Deckel ist abgenommen. Ich zögere, ob ich einige Papierschnipsel über den Eisenhaken legen soll, merke aber, es ist unwichtig. In diesem Moment will ich schnell den Deckel zumachen, da ich den Haken nicht mag, ich will ihn wegschmeißen.

Ich mache den Deckel zu, merke, der ist nicht ausreichend stabil. Ich möchte deshalb den Deckel zunageln und fange mit der linken

Ecke an, die von mir am weitesten weg liegt. Von der linken Kante an beginne ich also, mit dem Hammer alle Seiten rundherum zuzunageln. Das Material der Kiste ist relativ weich; deshalb nagle ich an jeder Ecke einmal, am oberen Ende der zwei Holzleisten auf der linken Seite jeweils zweimal. Mittendrin bekomme ich weit weg im Hintergrund mit, dass die Therapeutin uns auffordert, das Symbol zu reinigen. An der Stelle halte ich inne, bemerke, ohne zu wissen, warum, dass der Deckel wieder offen ist. Wahrscheinlich war er nicht fest genug zugenagelt. Ich erblicke den Haken drin, reinige nun nach Anweisung der Therapeutin den Haken.

Die Therapeutin meint, wir sollten mit dem Lappen putzen; ich will aber nicht, wegen dem Rost auf dem Haken, der würde beim Putzen abfallen und ich würde mich unwohl fühlen. Deswegen spüle ich mit Wasser die beiden Hakenhälften, betrachte sie von verschiedenen Blickwinkeln. Während die Therapeutin von der Reinigung des Trägers spricht, habe ich auch keine Lust zu putzen, da die Papierschnipsel darin sind und ich sie nicht rausholen will. So betrachte ich die Kiste von verschiedenen Seiten, von vorne, hinten, von der Seite, hebe sogar die Kiste hoch und schaue mir den Boden der Kiste an. Dabei betaste ich sie: Sie fühlt sich leicht rau an, rau wie Holz. Als ich mitbekomme, dass die Therapeutin uns das Symbol in den Träger reinlegen lässt, sehe ich, der Haken ist schon in der Kiste drin. Also fange ich an, weiter zuzunageln. Da ich fürchte, dass es wieder nicht fest genug sein könnte, halte ich diesmal zuerst mehrere Nägel mit dem Nagelkopf im Mund, nehme einen nach dem anderen Nagel heraus und schlage ihn fest ein. Ich fange wieder oben links an, mit einem schwarzen Hammer mit Holzgriff, schlage einen nach dem anderen fest; jeweils ein Nagel in alle vier Ecken sowie am oberen Ende jeder seitlichen Holzleiste, insgesamt 12-fach zugenagelt. Danach fürchte ich dennoch, die Kiste werde bei Bewegung unterwegs auseinanderfallen. Ich finde eine ziemlich dicke, lange, alte Kette, etwas rostig, und umwickle damit die Kiste, insgesamt viermal, schnalle die beiden Enden fest zu, ziehe sie richtig fest. *(Als ich die Kiste mit der Kette zuschnalle, gibt uns die Therapeutin bereits die Anweisung, den Träger vor das Gesicht zu führen. Aber ich beschäftige mich immer noch mit meiner eigenen Sache …)*

Auf Anweisung der Therapeutin bewege ich die Kiste zwischen einem und drei Metern, danach innerhalb von 50 Metern hin und her, danach innerhalb von 100 Metern. Als die Therapeutin erklärt, 100 Meter seien ziemlich weit, höre ich nicht wirklich zu, sondern bewege die Kiste auf meine Art weiter und entdecke, dass ich auf 100 Metern eine winzige Schachtel sehen kann, weit weg sieht sie so groß wie eine Streichholzschachtel aus. Da ich keine klare Ahnung von der Entfernung habe, nehme ich bei der Bewegung zwischen einem und 10 Metern das Klassenzimmer als Hintergrund. Auf 10 Metern ist die Kiste draußen, ab 50 Metern ist im Hintergrund die Straße, es fühlt sich an, als seien 50 Meter weit weg in der Nähe der Zebrastreifen; auf 100 Metern gibt es keinen Hintergrund mehr, der Hintergrund wird komplett schwarz. Als die Therapeutin uns auffordert, den Träger von ca. 100 Metern Entfernung zurückzuholen, bin ich genervt, weil ich diese Kiste nicht mehr haben, sie am liebsten wegschmeißen will. Daher bringe ich sie ungefähr auf eine so weite Entfernung, dass ich nur noch einen kleinen schwarzen Punkt sehe. Danach, die Anweisung der Therapeutin ungeachtet, schmeiße ich sie in die Unendlichkeit. In diesem Augenblick fühlt es sich an, als ob das Ding verschwunden sei, dann wird mein Körper auf einmal äußerst entspannt, so entspannt, dass er angenehm zusammensacken kann. Der Brustraum wird geöffnet, der Atem fließt, sehr angenehm. Ich verbleibe eine Weile in diesem Augenblick, fühle mich richtig wohl, weiß nicht, wie lange es dauert, bis ich merke, ich möchte wieder zurück. Da bin ich dann, öffne die Augen, fühle mich immer noch wohl. In diesem Moment bemerke ich, dass die Therapeutin erst die Hälfte der Bewegungen durchgeführt hat. Ich sehe den anderen ganz entspannt zu.

Anfangs empfand ich den Beeinträchtigungsgrad 7 oder 8. Nach der Behandlung kreuze ich bei der Auswertung 2 an, finde 2 schon zu heftig, schließlich gebe ich 1 an.

Kommentar (von Zhou Wen): Der Klient hat ziemlich lange gebraucht, um das Symbol aus dem Körper zu holen. Es ist ein notwendiger Prozess, nicht nur, um das Problem vom Lebensereignis zu trennen, sondern auch, um das Problem vom Selbst zu trennen. Dies ist essenziell wichtig. Der Prozess ist manchmal schwierig und anstrengend, der Klient hat mithilfe eines Skalpells verschiedene Möglichkeiten ausprobiert, viel Kraft investiert, hat letztendlich den Haken aus dem Körper herausgeholt. All dies hat der Klient in seinem »Fantasieraum« getan; um genau zu sein, ist das kein einfacher Imaginationsraum, sondern »Cunxiang«. »Cunxiang« ist tiefe oder vertiefende Imagination. Der Gegenstand der Imagination wird bildhaft und lebensecht erlebt. Diese Art der Imagination wird in der Psychologie »konkretes Denken« genannt. Das konkrete Denken zeigt bei der Chinesischen Truhe eine bedeutende Wirkung; je besser es angewandt wird, umso wirksamer. Der Klient hat schließlich aus eigener Kraft den Haken herausgeholt, womit er sich bereits im Heilungsprozess befindet.

Während der Untersuchung und Reinigung von Symbol und Träger wollte der Klient den Rost auf dem Haken nicht entfernen, auch nicht die Papierschnipsel aus der Kiste. In der Tat weiß das Unbewusste, dass der Rost ein Teil des Symbols ist, auch die Papierschnipsel sind ein Teil des Trägers – wir dürfen unserem Unbewussten trauen, da das Unbewusste mehr von uns weiß. »... hebe sogar die Kiste hoch und schaue mir den Boden der Kiste an. Dabei betaste ich sie, ...« – diese Details dürfen nicht ignoriert werden, sie weisen darauf hin, dass der Klient bereits seine eigene Kraft mobilisiert und begonnen hat, aktiv zu intervenieren.

Wir sehen uns schwerpunktmäßig den Befestigungsablauf an. Der Träger ist eine einfache Kiste aus Holzleisten. Als der Deckel zu war, fühlte sie sich nicht stabil an, so wurde sie mit Nägeln befestigt. »... mit einem schwarzen Hammer mit Holzgriff, schlage einen nach dem anderen fest; jeweils ein Nagel in alle vier Ecken sowie am oberen Ende jeder seitlichen Holzleiste, insgesamt 12-fach zugenagelt. Danach fürchte ich dennoch, die Kiste werde bei Bewegung unterwegs auseinanderfallen. Ich finde eine ziemlich dicke, lange, alte Kette, etwas rostig, und umwickle damit die Kiste, insgesamt viermal, schnalle die beiden Enden fest zu, ziehe sie richtig fest.« Dieser Ablauf ist konkret und bildhaft beschrieben, der Träger symbolisiert das Problemlösungsvermögen des Klienten; bei der Befestigung des Trägers wird diese gestärkt. Jedes Mal, wenn der Klient einen Nagel einschlägt, bedeutet das, dass seine Ich-Stärke wieder ein Stückchen wächst. Wenn er die Kiste mit der Eisenkette umschlingt, zuschnallt, weist dies darauf hin, dass der Klient innerlich vollständig bereit ist, sein Problem anzugehen. Wenn anfangs der Träger, eine einfache Kiste, »Spalten zwischen den Holzleisten« aufwies, deutete dies auf seine geschwächte Ich-Stärke hin. Dass er alles wie beschrieben zu Ende gebracht hat, weist darauf hin, dass er bereits genügend innere Kraft gesammelt hat.

Während der Bewegung braucht man zur Einschätzung der Abstände eigentlich kein Bezugssystem; ein subjektiver psychischer Abstand zählt, nicht der reale physikalische Abstand. Vereinfacht gesagt, es zählt, welche Entfernung du wahrnimmst. Wenn das Objekt in die Unendlichkeit gebracht wird, »... fühlt es sich an, als ob das Ding verschwunden sei, dann wird mein Körper auf einmal äußerst entspannt, so entspannt, dass er angenehm zusammensacken kann. Der Brustraum wird geöffnet, der Atem fließt, sehr angenehm. Ich verbleibe eine Weile in diesem Augenblick, ...«. Beim Verschwinden des Gegenstands wird zum ersten Mal die Leere erreicht, die Befindlichkeit ändert sich in der Regel im Handumdrehen. Das ist die wirkliche Stärke der Chinesischen Truhe, sie kann dich zu einem Ort ohne Probleme bringen. Die Probleme gehören eigentlich nicht zu uns, wir brauchen nur an den Ort zurückzukehren, wo wir hingehören.[13]

Bei der kollektiven Durchführung der Chinesischen Truhe kann jeder, der sich mit dem Ablauf gut auskennt, die Schritte im eigenen Rhythmus durchführen.

3.3 Falldialoge

Die folgenden Falldialoge sind nahe an ursprünglichen Fällen aufgebaut, aber die Texte sind teilweise sehr lang und die Leser müssen sich mit dem Ablauf der Chinesischen Truhe gut auskennen, sonst sind die Fallbeispiele schwer zu verstehen. Der erste Fall ist daher nur relativ kurz und prägnant vom Ablauf her zusammengefasst; im zweiten Fall wird nur die Hinleitung zu Symbol und Träger beschrieben, detailliert, natürlich und fließend; im dritten Beispiel ist die Klientin ein Kind, das Vorgehen von daher eher unbefangen, vergnüglich und spiegelt den munteren und bunten Aspekt der Methode wider.

13 Im Orig.: der uns gehört (Anm. d. Übers.).

3.3.1 Kopfschmerzen, HWS-Schmerzen (Obstmesser)

Klient: männlich, über 30 Jahre alt, LKW-Fahrer
Therapeutin: Lu Jing, weiblich, staatlich geprüfte Psychologische Beraterin
Zeitpunkt: in der Nacht vom 18. auf den 19.11.2018, ca. 35 Minuten

Ca. halb zwölf Uhr nachts, relativ ruhige Umgebung. Beim Aufräumen meines Schreibtisches werfe ich einen Blick auf die Nachrichten aus meinem Freundeskreis. Die Nachricht eines Freundes: »Kopfschmerzen, kann nicht einschlafen.« Er hat die Nachricht jetzt schon mehrmals geschickt. Wenn man um Mitternacht Kopfschmerzen hat und nicht einschlafen kann, ist das ziemlich qualvoll. Ich überlege mir, ob ich mit ihm die Chinesische Truhe ausprobiere, sie bringt sicherlich Linderung. So antworte ich ihm und betone, dass ich es ernst meine. Daraufhin fragt er mich über Textmessenger ziemlich verzweifelt, wie ich behandle. Später, vielleicht kann er die Schmerzen schwer aushalten, drängt er mich dann, mit ihm zu arbeiten. So fangen wir an, über die Sprachfunktion einer Messenger-App die Chinesische Truhe durchzuführen.

(Die Therapeutin leitet den Klienten an, in die entsprechende Sitzhaltung zu gehen und Papier und Stift in Reichweite zu bringen.)

Auszug aus den Dialogen

KLIENT Wie wird das behandelt? Ich habe gar keine Ahnung von Psychologie!

THERAPEUTIN Die Frage ist, ob du noch Kopfschmerzen hast? Du brauchst nichts über Psychologie zu wissen.

KLIENT Klar, schmerzhaft, sehr. Nicht nur Kopfschmerzen, auch am Halswirbel. So schmerzhaft, dass ich mich nicht hinlegen kann. Ich traue mich gar nicht, mich zu bewegen. Wenn ich mich hinlege, tut es mir noch mehr weh.

THERAPEUTIN Wo genau hast du Schmerzen? Spür mal genau hin!

KLIENT Tatsächlich an diesen zwei Stellen! *(Zieht die Luft durch die Zähne)*

THERAPEUTIN Okay, mir scheint, es geht hauptsächlich um »Schmerzen«, nicht wahr?

KLIENT Ja.

THERAPEUTIN Fühl mal hin, wie stark die Schmerzen dich beeinträchtigen, von 0 bis 10; 0 bedeutet gar nicht, 10 maximal, was meinst du?

KLIENT Meinst du die Beeinträchtigung im Alltag? 8.

(Die Therapeutin beginnt die dreifach regulierende Entspannung anzuleiten.)

KLIENT Fertig.

THERAPEUTIN Okay. Sag mal, wie fühlen sich die Schmerzen an?

KLIENT Wie? Einfach schmerzhaft.

THERAPEUTIN So, als ob was innen drin explodiert? Oder sich ausdehnt? Oder wie ein Messerschnitt? Oder was ganz anderes?

KLIENT Oh, ja, ja, so was wie ein Messer, das schneidet. Als ob ein Messer drin wäre, sodass man sich nicht zu bewegen traut.

THERAPEUTIN Der Schmerz fühlt sich an wie Messerschnitte. Wenn du dir dieses Messer vorstellst, was für ein Messer ist es?

KLIENT Wie ein Obstmesser.

THERAPEUTIN In welcher Farbe?

KLIENT Schwarz.

THERAPEUTIN In welcher Form?

KLIENT So was mit einer Spitze, richtig glänzend, mit einem schwarzen Griff.

THERAPEUTIN Hat es einen Geruch?

KLIENT Nee.

THERAPEUTIN Wie fühlt es sich in der Hand an? Rau oder glatt?

KLIENT Glatt.

THERAPEUTIN Okay, die Schmerzen fühlen sich an wie ein Obstmesser mit einem schwarzen Griff, glänzend, spitz, glatt, geruchlos, stimmt das?

KLIENT Ja.

THERAPEUTIN Okay, bitte zeichne das Obstmesser auf das Papier neben dir, dazu die Eigenschaften des Messers, die du eben beschrieben hast. Daneben auch den Beeinträchtigungsgrad.

KLIENT Wieso fühle ich mich auf einmal schon erleichtert?

THERAPEUTIN Erleichterung, das ist gut. Komm, wir machen weiter. Wenn dein Obstmesser einen Behälter braucht, was für einen würdest du dir wünschen?

KLIENT Eine Waschschüssel.

THERAPEUTIN Aus welchem Material?

KLIENT Eine Plastikschüssel.

THERAPEUTIN Wie groß?

KLIENT So groß wie ein Waschbecken.

THERAPEUTIN In welcher Farbe?

KLIENT Blau.

THERAPEUTIN Hat es einen Geruch?

KLIENT Nee.

THERAPEUTIN Wie fühlt es sich an?

KLIENT Sehr glatt.

THERAPEUTIN Gut. Zeichne auch diese Schüssel auf, in die du das Messer legen willst. Schreib dazu die Eigenschaften auf, die du genannt hast.

(Erneut dreifach regulierende Entspannung)

THERAPEUTIN Okay, jetzt betrachte das Obstmesser genau. Ist es sauber? Muss es gereinigt werden?

KLIENT Hmm ..., nee, es ist sehr sauber.

THERAPEUTIN Sehr sauber, gut. Dann schaue dir das Becken an, in das das Obstmesser gelegt wird. Von außen und innen. Siehst du, ob du es reinigen musst?

KLIENT Hmm ..., ebenfalls nicht, ist auch sauber.

THERAPEUTIN Okay, jetzt leg bitte das saubere Obstmesser in das saubere Becken hinein.

KLIENT Okay, ist erledigt.

THERAPEUTIN Gut, als Nächstes wird dein Becken mit dem Messer darin eine lange Strecke bewegt. Meinst du, das ist so stabil genug, um eine lange Strecke zurückzulegen? Braucht es was zum Befestigen?

KLIENT Ja, ich lege einen Ziegelstein rein, damit es stabil ist.

THERAPEUTIN Gut, hast du es? Ist es stabil?

KLIENT Mhm.

THERAPEUTIN Gut, nun wirst du dieses Becken mit dem Messer drin bewegen.

KLIENT Okay. Kann ich es dabei festhalten?

THERAPEUTIN Das geht nicht. Du kannst es nur mental bewegen. Zudem ist während der Bewegung nur das Becken mit dem Messer in deinem Sichtfeld, keine anderen Gegenstände oder die Landschaft. Wenn was ist, steig rechtzeitig aus, teil es mir mit. Wir werden dann nochmal von vorn anfangen.

(Im Anschluss beginnt das Warm-up, um die Reaktion des Klienten kennenzulernen. Danach die Bewegung im Sichtbaren. Auf sieben Metern sagt der Klient, er sehe das Becken nicht mehr.)

THERAPEUTIN Siehst du es nicht mehr, während es noch spürbar da ist, oder ist alles ganz und gar verschwunden?

KLIENT Nichts mehr da.

THERAPEUTIN Okay, dann bewegen wir weiter.

(Daraufhin wird beliebig hin- und herbewegt, bis in die Unendlichkeit.)

THERAPEUTIN Kannst du es jetzt noch sehen?

KLIENT Nein.

THERAPEUTIN Kannst du es empfinden?

KLIENT Auch nicht, gar nichts.

THERAPEUTIN Willst du es zurückholen?

KLIENT Nein, nein, will ich nicht.

THERAPEUTIN Gut, nun, an dieser Stelle, der Stelle der Leere, genieße bitte die Leere. Genieße das Gefühl von Nichts, totale Leere. Lass dir Zeit. Komme erst zurück, wenn du soweit bist.

(Ca. 2 Minuten)

KLIENT Okay.

THERAPEUTIN Wie fühlst du dich jetzt?

KLIENT Ach, nichts, nirgendwo mehr Schmerzen. Wieso kommt es mir so vor, als ob ich auch viel klarer sehe?

THERAPEUTIN Wie stark ist jetzt die Beeinträchtigung?

KLIENT Wie viel? Null? Gar keine Beeinträchtigung. Nichts ist beeinträchtigt.

THERAPEUTIN Gut, dann schreibe bitte den Wert der Beeinträchtigung aufs Papier, als Happy End.

KLIENT Ach, ist schon fertig? Psychotherapie ist echt magisch! Nun habe ich gar keine Schmerzen mehr. Man fühlt sich frischer. Hm, ich sehe besonders klar.

Anamnese: Am nächsten Vormittag kurz vor 10 Uhr ruft die Therapeutin den Klienten an, um nachzufragen, wie es ihm geht. Ursprünglich hatte sie ihm vorschlagen wollen, ins Krankenhaus zu gehen. Es stellt sich heraus, dass er noch nicht aufgestanden ist; er sagt, es sei alles in Ordnung bei ihm. Gestern Nacht sei er dann sehr schnell eingeschlafen, habe gut geschlafen. Jetzt fühle er sich nicht mehr krank. Die Therapeutin erwähnt dann auch nichts vom Krankenhausbesuch.

3.3.2 Ängste (Eisball mit hartem Kern)

Klient: männlich, über 30 Jahre alt, Graphikdesigner
Therapeutin: Shang Min, weiblich, staatlich geprüfte Psychologische Beraterin
Zeitpunkt: August 2018

Dies ist eine Beratung über Internet-Video. Die Chinesische Truhe ist eingebettet ins Setting einer analytischen Langzeittherapie. Das Symbol ergibt sich ganz natürlich während des Gespräches. Die Selbsteinschätzung der Beeinträchtigung beträgt zu diesem Zeitpunkt 7.

Im folgenden Dialog wird hauptsächlich die Hinleitung zu Symbol und Träger illustriert.

KLIENT Ich versuche immer, Beziehungen zu halten. Auf eine Art und Weise, dass sich von mir aus nichts ändern soll, z. B. kein Umzug, da sich nach dem Umzug die Beziehungen zu meinem Umfeld verändern. Ich gestalte meine Umgebung, wie das Umfeld, den Ort, die Menschen um mich herum etc., so, dass alles bleibt, wie es ist.

THERAPEUTIN Nicht eine Kleinigkeit darf sich ändern, stimmt das?

KLIENT Ja, sobald ich das nicht hinkriege, fühle ich mich nicht gut genug, als könnte ich die Beziehung nicht aufrechterhalten, mache mir dann Selbstvorwürfe.

THERAPEUTIN Was hast du deinem Empfinden nach von der Beziehung?

KLIENT Geborgenheit, Zugehörigkeit, ich bin nicht einsam. Was Warmes, das Gefühl, dass man sich im Kreis gegenseitig wärmt. Man braucht nicht selber Wärme zu erzeugen; wenn man sich zusammenquetscht, können die anderen etwas Wärme abgeben, man kann die Energie der anderen wahrnehmen, ihre Wärme spüren.

THERAPEUTIN Verstanden. Meinst du, du hast keine eigene Wärme oder …

KLIENT Ich empfinde, dass ich die meiste Zeit keine Wärme habe. Ich bin jemand mit kalter Haut. Ich kann nur von innen Wärme geben. Wann auch immer du mich nachspüren lässt, kann ich meine eigene Temperatur nicht wahrnehmen. Wenn eine Wärmebildkamera die Welt aufnimmt, dann existiere ich gar nicht, ich kann meine Existenz nicht spüren – so fühlt es sich an. Gleichzeitig spüre ich, dass meine Wärme innen drin ist, kein anderer kann sie wahrnehmen. Meine Wärme kann nicht nach außen strahlen. Erst wenn andere mir Wärme abgeben, kann ich strahlen.

THERAPEUTIN Du brauchst die Temperatur von anderen. Kann ich das so verstehen, dass du Kälte spürst und es nötig hast, dich aufzuwärmen?

KLIENT Genau so.

THERAPEUTIN Woher kommt die Kälte, was nimmst du wahr?

KLIENT Ich spüre, wie meine äußere Schale gefroren ist, innen drin bin ich warm. Eigentlich brauche ich nicht viel Temperatur von außen, es reicht, wenn die äußere Schale geschmolzen wird, dann kann meine Temperatur von innen ausströmen.

THERAPEUTIN Was für eine Schale ist das?

KLIENT Sehr dünn, kalt, hart. Sie schmilzt aber leicht.

THERAPEUTIN Nach dem Schmelzen wird sie wieder wachsen?

KLIENT Ja, sie wird wieder gefrieren, nach dem Schmelzen wird sie wieder gefrieren.

THERAPEUTIN Was lässt sie zufrieren?

KLIENT Das Alleinsein. Nach einer Weile Alleinsein wird sie von sich aus zufrieren.

THERAPEUTIN Angenommen, innen drin bist du warm. Wo ist die Kältequelle, die die äußere Schale zufrieren lässt? Schau mal, wenn du allein bist, die äußere Schale geschmolzen ist, während du innen warm bist und keiner sonst da ist: Was lässt sie wieder zufrieren?

KLIENT Schwer auszudrücken. Ich …

THERAPEUTIN Spür mal hinein. Such das Gefühl, wie jetzt, wo wir durchgehend im Gespräch sind. Die Schale sollte bereits geschmolzen sein. Jetzt stell dir vor, ich bin fort, du beginnst allein zu sein … Die Kälte, woher kommt sie?

KLIENT Aus dem tiefen Innern. Die Kälte im tiefen Innern, sie kann nicht die Wärmeenergie aus meiner inneren Schicht einfrieren, nur meine Haut.

THERAPEUTIN Wie leitet sie die Kälte ab?

KLIENT Es gibt einen Riss. Die Energie kann nur in eine Richtung, sie kann nur bis zur obersten Hautschicht durchdringen, kann nur die zufrieren.

THERAPEUTIN Was ist dieses Ding im tiefen Innern? Ein Stück Eis?

KLIENT Es ist ... rund, ähnlich wie eine Kristallkugel.

THERAPEUTIN Wie groß?

KLIENT So groß *(zeigt mit der Hand)*, so wie eine Bowlingkugel, eine kleinere, so groß wie eine Bowlingkugel von 8 Pound.

THERAPEUTIN In welcher Farbe?

KLIENT Sie ist ... Blau in Weiß, Weiß in Blau.

THERAPEUTIN Durchsichtig?

KLIENT Nicht so sehr, nur ein wenig.

THERAPEUTIN Sieht aus wie mattiert?

KLIENT Ja.

THERAPEUTIN Ist die Oberfläche glatt?

KLIENT Die Oberfläche ist glatt, aber innen gibt es eine Textur, uneben. Außen ist es eine runde Kugel, aber innen eine gemischte Struktur aus vielen verschiedenen Fremdbestandteilen, so ein Gemenge.

THERAPEUTIN Du sagst, sie ist blau-weiß. Ist das die Farbe im Ganzen, oder nimmst du wahr, dass sie mit dieser Textur zu tun hat?

KLIENT Nein, die Kugel ist gefleckt, an manchen Stellen gibt es noch Tiefblau, besonders dunkles.

THERAPEUTIN Die besonders dunkle Farbe ist auch blau?

KLIENT Ja, eine besonders dunkle Tintenfarbe.

THERAPEUTIN Und was ist mit den Fremdbestandteilen? Haben sie andere Farben, außer Blau und Weiß?

KLIENT Da sind noch Schmutzflecken, so was wie verschmutzter Schnee, mit schwarzer Erde oder was Dreckigem. Nicht besonders sauberer Schnee, so fühlt es sich an.

THERAPEUTIN Aber auf der Oberfläche ist die Kugel ziemlich glatt.

KLIENT Ja.

Therapeutin So was wie eine Glaskugel, mit der wir als Kind gespielt haben, mit viel Inhalt drin, Schneeflocken, Schiffchen usw., nur größer?

Klient Ja, stimmt. Dann gibt es da drin noch einen Kern aus Eis. Der Kern sieht aus wie ein Stern, hat vier Spitzen und noch einige glänzende Strahlen, in Eisblau, sehr hart, sehr kalt.

Therapeutin Wenn du die Kugel berührst, wie kalt ist sie?

Klient Nicht sehr kalt auf der Oberfläche, aber der harte Kern mitten drin ist erfrierend eiskalt. Wenn man ihn berührt, erfriert die Hand sofort, so eiskalt. Deswegen ist eine Kugel drum herum, die Kugel fühlt sich nur ein bisschen kühler an als die Körpertemperatur.

Therapeutin Du meinst, in Wirklichkeit ist der Kern drinnen das Kritischste?

Klient Mhm.

Therapeutin Kann man die Kugel zerschlagen?

Klient Das geht nicht. Weil, beim Zerschlagen würde der Kern sofort das Fleisch berühren. Der extrem kalte, harte, verletzende Kern würde das Fleisch berühren.

Therapeutin Wollen wir sie rausnehmen?

Klient Im Ganzen?

Therapeutin Mhm.

Klient Es fühlt sich möglich an, aber eher umständlich. Während ich sie raushole, stoße ich auf weitere Hindernisse.

Therapeutin Was für Hindernisse?

Klient Es fühlt sich an, als ob die Kugel leicht rauszuholen wäre. Aber du erinnerst dich, die kalte Luft kann nur in eine Richtung strömen, nur durch einen Kanal in die obere Hautschicht gesendet werden; und seine äußere Öffnung ist bereits mit der Schicht unter der Haut zusammengefroren. D. h., die Kugel kann ich leicht rausholen, aber die Verbindung mit der Öffnung, diese Stelle kann ich schwer bearbeiten, da sie die ganze dünne Schicht unter meiner Haut verbindet.

Therapeutin Mach eine kleine OP? Nicht unbedingt mit einem OP-Messer, du kannst was Warmes suchen, das die Verbindung zu der Schicht aufwärmt und zum Schmelzen bringt.

Klient Hmm, ist etwas schwierig. Da dieses Ding mit der Schicht unter meiner Haut zusammengefroren ist, sendet es ununterbrochen kalte Luft in die Oberhaut. An der Stelle gibt es eine dünne Schicht Eis.

Wenn ich sie wegschmelze, ist diese Schicht Eis noch da, sie trennt immer noch mein Inneres vom Außen.

THERAPEUTIN Kümmere dich erstmal nicht um sie. Hol das Ding zuerst raus.

KLIENT Okay. Warte mal. ... Ja, ist raus.

THERAPEUTIN Ist raus. Traust du dir zu, die Kugel zu zerschlagen?

KLIENT Sie zu zerschlagen? ... Ja, traue mich, es geht.

THERAPEUTIN Komm.

KLIENT Beim Zerschlagen habe ich wellenartig Schüttelfrost bekommen, habe die kalten Schauer spüren können.

THERAPEUTIN Was ist das jetzt für ein Haufen? Ein Haufen zerstoßenes Eis und der Kern noch drin?

KLIENT Ein Haufen zerstoßenes Eis in verschiedenen Farben, dunkelblaues, hellblaues Eis, und mittendrin noch der extrem scharfe, harte Kern.

THERAPEUTIN Schau mal, wenn wir den Haufen mit der Chinesischen Truhe wegbewegen, willst du nur den Kern fortbringen oder alles? Oder schau noch mal, überprüf mal, was willst du wegbringen? Was dalassen?

KLIENT Ich habe mir das Ganze bereits wieder und wieder mehrmals angeschaut. Echt cool. Ich merke, ich will gar nichts mehr behalten.

THERAPEUTIN Gar nichts, gut. Lass uns was suchen, schau mal, wo hinein willst du diesen Haufen geben, um ihn fortzubringen?

KLIENT In einen Reisekoffer.

THERAPEUTIN Was für ein Reisekoffer?

KLIENT Ein Reisekoffer in Röhrenform, eine eckige Röhre. Ein normaler Reisekoffer ist flach, nicht wahr, wie eine Seifenschachtel. Dieser ist von der Seite[14] quadratisch, aber die Höhe bleibt gleich.

THERAPEUTIN Ach, verstehe. Und seine Höhe entspricht der von einem Reisekoffer mit wie viel Zoll?

KLIENT 28 Zoll. Ein wenig zu hoch, 24 Zoll.

THERAPEUTIN In welcher Farbe?

KLIENT Hautfarbe.

THERAPEUTIN Aus welchem Material?

14 Im Querschnitt (Anm. d. Übers.).

Klient So dieses relativ billige Plastik, aus »Luftfahrtkunststoff«, aus dem Koffer häufig hergestellt sind.

Therapeutin Relativ billig.

Klient Die besseren sind Titankoffer, solche »Weltraumkoffer«, nicht wahr? Aus dem »Weltraummetall«, nein, so gut ist er nicht.

Therapeutin Oh, so ein Reisekoffer aus normalem Kunststoff. Hat er Ziehgriffe?

Klient Nein.

Therapeutin Mit Rollen?

Klient Nein.

Therapeutin Dein Koffer sieht anders aus als andere. Wie sieht der Deckel aus?

Klient Ähnlich wie ein Instrumentenkoffer, er wird von der Seite geöffnet, in der Mitte gibt es einen Reißverschluss, nach dem Öffnen ist oben und unten jeweils die Hälfte.

Therapeutin Der Reißverschluss in der Mitte?

Klient Ja.

Therapeutin Welche Farbe hat der Reißverschluss?

Klient Schwarz.

Therapeutin Noch mehr Deko? Marke, Muster etc., hat er so was?

Klient Nein, außer Spuren der Produktion. Das Muster ist wie von einem ganz normalen Reisekoffer.

Therapeutin Regelmäßiges Muster.

Klient Ja.

Therapeutin Was ist innen drin?

Klient Innen ausgekleidet mit einem besonders weichen Tuch, so was wie Samt im Pokal oder in der Stempelschachtel, nicht ganz weich, auch nicht ganz hart.

Therapeutin D. h., auf dem Boden gibt es Polsterstoff, Füllstoff, dieser wird von Samt bedeckt, so was.

Klient Genau so.

Therapeutin Welche Farbe hat der Stoff?

Klient Rotbraun, Ockerbraun.

Therapeutin Ein satteres Ockerbraun?

KLIENT Ja.

THERAPEUTIN Hat der Koffer einen Geruch?

KLIENT Einen relativ stechenden Plastikgeruch.

THERAPEUTIN Ach ja, dein Haufen nach dem Zerschlagen, hat der einen Geruch?

KLIENT Ich kann schwer »Nein« sagen, wenn ich aber »Ja« sage, kann ich den auch nicht benennen. Sagen wir vorerst, ein Geruch von Kältemittel. So der Geruch im Kühlschrank nach längerer Zeit ohne Reinigung.

THERAPEUTIN Ach, ich weiß, der Geruch von Kühlschrank oder Klimaanlage.

KLIENT Ja, leicht.

THERAPEUTIN Nun nimm ein Papier und zeichne alles auf, okay?

(Die üblicherweise folgende Reinigung und Bewegung wird hier weggelassen.)

Bewegungsergebnis: Auf 300 Metern ist der Koffer nicht mehr sichtbar, aber gefühlsmäßig noch da. Auf weitere Anweisung zur Bewegung, auf 500 Metern, 1000 Metern, 5000 Metern ist der Koffer nicht mehr spürbar; dort verweilen. Will ihn nicht mehr zurückholen.
Beeinträchtigung nach eigener Einschätzung: 0
Wirksamkeit: klinisch geheilt
Veränderung nach der Behandlung: Der Klient hat in den vergangenen Sitzungen vor dieser Behandlung immer wieder seine ambivalenten Gefühle in einer Beziehung thematisiert. Er blieb aber in den entsprechenden Situationen in seinen inneren Konflikten hängen, ohne Zugang zu seinen tieferen Gefühlen. Nach dieser Anwendung der Chinesischen Truhe beginnt der Klient im realen Leben aktiv seine Beziehungen zu gestalten, bringt zudem seine neuen Erfahrungen mit in die Sitzung, um sie zu besprechen. Das ist eine riesige Veränderung.

3.3.3 Schluckauf (ein kleiner Frosch)

Klientin: Mädchen, 6 Jahre alt
Therapeutin: Liang Chang, weiblich, Früherziehungspädagogin, Mutter der Klientin
Zeitpunkt: 24.3.2019; Therapieverlauf kürzer als 15 Minuten (einschl. Entspannung)

Klientin und Therapeutin sitzen gemeinsam in der U-Bahn. Unterwegs bekommt die Klientin Schluckauf, sehr häufig, ca. alle 2 Sekunden, laut und heftig. Das Mädchen hatte in der Vergangenheit schon oft Schluckauf, wurde mit Wassertrinken bei Luftanhalten, Akupressur auf den Punkten Nei Guan und Tan Zhong[15] behandelt, was selten wirkte. Der Schlucklauf kann über eine Stunde andauern und mehrmals am Tag auftreten.

(Dreifach regulierende Entspannung)

Die Klientin sitzt auf einem Platz in der U-Bahn, die Therapeutin neben ihr. Da viele Menschen um sie sind und es laut ist, kann lediglich die Sitzhaltung leicht angepasst werden. Der Atem kann wegen des Schluckaufs nicht frei fließen. Zum Glück ist die Klientin ziemlich kooperativ, ihre Augen sind leicht geschlossen, der Körper entspannt sich. (Im Alltag daheim nimmt sie oft die Haltung ein, den Bauch ihrer Mama zu streicheln, als Trost. So wird ihr angeboten, eine Hand auf den Bauch der Mama zu legen, wobei eine ziemlich gute Entspannung erreicht wird.)

THERAPEUTIN Der Schluckauf ist ziemlich unangenehm, stimmt's? Wo fühlst du dich am unwohlsten?

KLIENTIN Hier und hier. *(Sie zeigt mit dem Finger auf Hals und oberen Brustkorb.)*

THERAPEUTIN Fühlt sich das Unangenehme an wie irgendwas innen drin?

KLIENTIN Ja! Wie ein kleiner Frosch, der da drin rumhüpft *(benennt das Symbol ohne Zögern)*.

THERAPEUTIN Welche Farbe hat der kleine Frosch?

KLIENTIN Grün. Hat noch kleine Pünktchen am Körper.

THERAPEUTIN Kräftiges frisches Grün? In welcher Farbe sind die Pünktchen?

15 Perikard 6 und Ren 17 (Anm. d. Red.).

KLIENTIN Die Pünktchen in ganz fröhlichem, hellem Grün, der ganze Körper normal grün, so wie eine Wiese.

THERAPEUTIN Wie groß ist der kleine Frosch? Größer oder kleiner als dein Fäustchen?

KLIENTIN So groß *(mit beiden Händen zeigt sie einen Kreis und macht sich verständlich).*

THERAPEUTIN In welche Richtung schaut der kleine Frosch? Zu dir?

KLIENTIN Ja, er hockt da, mir gegenüber.

THERAPEUTIN Kannst du seine Augen sehen? Sind sie groß? Und rund? Und sein Mund?

KLIENTIN Die Augen und der Mund sind sehr groß. Er starrt mich an!

THERAPEUTIN Gut. Wir fangen diesen hüpfenden Frosch gleich ein. Wo willst du ihn reinsetzen?

KLIENTIN In eine durchsichtige Schachtel.

THERAPEUTIN Eine durchsichtige Schachtel aus Plastik? Hat die Schachtel einen Deckel?

KLIENTIN Ja, hat sie. Ohne Deckel würde der Frosch rausspringen!

THERAPEUTIN Okay. Ist die Schachtel eckig oder rund? Wie groß ist sie?

KLIENTIN Eckig, so groß *(deutet eine Größe an, ein wenig größer als der Frosch).*

THERAPEUTIN Okay ...

KLIENTIN Da sind noch Schlitze auf der Truhe, Strich neben Strich, damit der kleine Frosch Luft bekommt.

THERAPEUTIN Wie viele Schlitze? Kannst du sie zählen?

KLIENTIN Eins, zwei, drei, ... 18 Paare. *(Sie scheint ersthaft und gewissenhaft zu zählen, tatsächlich weiß sie nicht, wie viel 18 Paare eigentlich sind.)*

(Da kein Papier und Stift zur Hand sind, können Symbol und Träger nicht aufgezeichnet werden. Keine dreifache Entspannungsübung. Die Klientin ist in einer ganz guten Verfassung; sie öffnet zwar immer wieder die Augen, ist aber nicht vom Umfeld abgelenkt, imaginiert die ganze Zeit ernsthaft und aufmerksam das Symbol und den Träger in der vertiefenden Imagination.)

THERAPEUTIN Wir setzen den kleinen Frosch gleich in die Schachtel. Machst du beide, Frosch und Schachtel, zuerst sauber? Wie wäschst du den Frosch?

Klientin Spüle ihn mit Wasser ab. Ich wasche, ich spüle, wasche, spüle ... Der kleine Frosch ist sauber geworden!

Therapeutin Wie wäschst du die Schachtel?

Klientin Auch spülen. Sie ist ziemlich sauber.

Therapeutin Kannst du genau hingucken? Ist sie sauber?

Klientin Sauber!

Therapeutin Gut, fängst du an, den Frosch zu schnappen? Kannst du ihn selber schnappen? Brauchst du irgendein Werkzeug?

Klientin Eine große Zange?

Therapeutin Was für eine große Zange?

Klientin Oben aus Eisen, der Griff unten aus Plastik.

Therapeutin In Ordnung, kannst du ihn mit der großen Zange greifen?

Klientin Hmm, es geht nicht so gut. Oder ich ziehe die Handschuhe an und schnappe ihn mit meinen Händen in den Handschuhen!

Therapeutin Okay, hast du sie schon an? Dann fang ihn!

Klientin *(Augen geschlossen, die Händchen greifen und greifen in die Luft, nach drei, vier Versuchen greifen die beiden Hände zusammen.)* Ich habe ihn!

Therapeutin Sehr gut. Leg ihn schnell in die Schachtel hinein! Hast du die Schachtel bereit?

Klientin Der Deckel ist zu! Wie kann ich ihn reinlegen? *(Beide Hände halten den Frosch fest, sie kann die Schachtel nicht öffnen und ist ziemlich besorgt.)*

Therapeutin Komm, komm, komm, ich habe für dich die Schachtel geöffnet! Leg ihn schnell rein! Mach selber den Deckel zu!

Klientin Okay! Ist zugemacht! *(Die Hände gestikulieren die ganze Zeit Greifen, Hineinsetzen und Deckel drauf.)*

Therapeutin Ist der Deckel fest? Wir bewegen das Ganze gleich ziemlich weit weg. Ist die Schachtel stabil genug?

Klientin Stabil, der Deckel ist schwer aufzudrücken.

(Die Therapeutin achtet in diesem Moment bewusst auf die Häufigkeit des Schluckaufs: alle 4 bis 5 Sekunden, seltener als vorher.)

Therapeutin Kannst du jetzt den kleinen Frosch und die Schachtel klar sehen?

KLIENTIN Ja. Er ist in der Schachtel!

THERAPEUTIN Probier mal, ob du ihn 1 Meter weit bewegen kannst. Ein Meter ist ungefähr so weit wie du groß bist.

KLIENTIN Ich kann.

THERAPEUTIN Dann auf fünf Meter weit, fünfmal deine Größe.

KLIENTIN Hab's.

THERAPEUTIN Wieder zurück vors Gesicht. Siehst du ihn noch klar?

KLIENTIN Klar! Er sieht da drin ganz fröhlich aus, der kleine Frosch, weil ich ihm Luftlöcher gelassen habe!

THERAPEUTIN Probier mal, ihn auf 10 Meter zu bewegen.

KLIENTIN Eins, zwei, drei, ..., 10 Meter.

THERAPEUTIN Weißt du, wie weit 50 Meter sind? So weit wie die Laufstrecke auf unserem kleineren Sportplatz.

KLIENTIN Eins, zwei, drei ...

THERAPEUTIN Brauchst nicht so genau zu zählen. Es reicht, wenn es ungefähr so weit ist. Beim Ankommen sag mir Bescheid.

KLIENTIN Angekommen. Wohin wollen wir den kleinen Frosch bringen?

THERAPEUTIN Wohin willst du?

KLIENTIN Ich finde ihn ganz niedlich, lass ihn uns daheim in der Schachtel behalten?

THERAPEUTIN Du siehst, er ist in so einer grellen Farbe, nicht wahr? Ein Frosch in so einer grellen Farbe ist oft giftig, er ist sehr gefährlich! Außerdem mag er ausgesprochen ungern mit Menschen zusammen sein, er braucht seine Freiheit.

KLIENTIN Ach so. Dann bringe ich ihn zum Teich. Kann ich ihn in einen Teich kippen?

THERAPEUTIN In Ordnung! Weißt du, wie weit der Teich ungefähr weg ist?

KLIENTIN Sehr weit! Kommt man nur mit der U-Bahn hin!

THERAPEUTIN Okay, dann bring die Schachtel mit dem Frosch zuerst zur U-Bahn-Station!

KLIENTIN Angekommen.

THERAPEUTIN An welcher Station ist der Teich?

KLIENTIN Jishuitan.

(Die Klientin hat immer noch Schluckauf. Die Therapeutin denkt daran, dass an der U-Bahn-Haltestelle wahrscheinlich die Sicherheitskontrolle oder etwas anderes dazwischenkommt, sie beschließt den Plan umzustellen für eine schnelle Lösung.)

THERAPEUTIN Ach, wenn du das früher gesagt hättest! Hier IST die Haltestelle Jishuitan, wir haben ihn schon fast hingebracht! Gegenüber dem Eingang der U-Bahn-Station ist der Teich, nicht wahr? Bring schnell die Schachtel dahin, auf die andere Straßenseite. *(An der U-Bahn-Station Jishuitan in Peking gibt es in der Tat einen Teich, die Klientin war schon mal dort.)*

KLIENTIN Gut, gut, gut, die Straße ist überquert, am Teich angekommen!

THERAPEUTIN Der kleine Frosch kann nicht mehr abwarten. Kannst du ihn schnell in den Teich hineinwerfen?

KLIENTIN Ach, er ist aus der Schachtel rausgesprungen!

THERAPEUTIN Fang ihn schnell ein. Keine Zeit, die Handschuhe anzuziehen. Greif ihn direkt mit den Händen und wirf ihn in den Teich!

KLIENTIN Ich habe ihn! Plumps!

(Die Klientin reagiert und antwortet blitzschnell und freiheraus, artikuliert spontan »Plumps«. Der Schluckauf hört im Nu auf; die Wirkung tritt sofort ein.)

THERAPEUTIN Der kleine Frosch ist vom Teich zum großen Fluss weit, weit weg geschwommen. Siehst du ihn noch?

KLIENTIN Nicht mehr! Er ist frei!

Follow-up: Der Schluckauf trat in den folgenden zwei Tagen nicht mehr auf.

3.4 Transkription eines Falls (mit Erfahrungsbericht der Klientin)

In diesem Abschnitt wird eine vom Tonband transkribierte Sitzung vorgestellt, die den gesamten Ablauf der Chinesischen Truhe wiedergibt. Der Erfahrungsbericht der Klientin während und nach dem Behandlungsprozess ist beigefügt. Beim vergleichenden Lesen kann man einen Gesamteindruck davon gewinnen, wie die therapeutische Wirkung der Chinesischen Truhe ermöglicht wird und sich entfaltet.

Um das Lesen zu erleichtern und die Übergänge zwischen den verschiedenen Schritten der Technik zu veranschaulichen, werden im Fallbeispiel die neun durchgeführten Schritte (von 10 möglichen) grob markiert.

3.4.1 Ängste, Depressivität (eine Betonsäule in der Luftröhre/Speiseröhre[16])

Klientin: Weiblich, über 20 Jahre alt, Studienberaterin
Therapeut: Tianjun Liu (der erste Verfasser des Buches)
Zeitpunkt: 17.11.2018; Dauer: ca. 50 Minuten

Dieses Fallbeispiel stammt aus der Live-Demonstration einer Fortbildung zur Chinesischen Truhe. Vor Ort wird ein Freiwilliger mit einem Problem vom Beeinträchtigungsgrad 7 oder größer als 7 gesucht. Die oben genannte Klientin mit einer subjektiven Beeinträchtigung von 8 wird schließlich ausgewählt.

THERAPEUT Okay, lass uns nun anfangen. Ich merke, du bist ein bisschen nervös, nicht wahr?

KLIENTIN Ja, ein bisschen.

(Dreifach regulierende Entspannung)

THERAPEUT Deswegen machen wir zuerst die dreifach regulierende Entspannung. Setze dich zuerst auf das vordere Drittel der Sitzfläche. Ruhe dann deine Hände auf den Beinen aus. Du kannst dich bewegen, bis du eine möglichst angenehme Haltung findest, und bleib dann fest sitzen. Richte deinen Rücken etwas mehr auf. Schließe sanft die Augen. Im Folgenden atme langsam und tief, richte deine Aufmerksamkeit auf das Ausatmen. Langsam. Mit dem Ausatmen lass deine unruhige Stimmung oder andere Gedanken ausströmen. Langsam. Wenn du dich noch nicht wohlfühlst, kannst du dich erst einmal schütteln. Gut, wenn du ganz entspannt bist. Wenn du dich nicht mehr nervös fühlst, ganz entspannt, gelassen bist, öffne langsam die Augen. Wenn du länger verweilen möchtest, dann nimm dir Zeit. Fühl dich frei, es ist keine Aufgabe. Mach das so, dass du dich entspannt fühlst, was du als angenehm empfindest.

KLIENTIN *(macht die Augen auf)*

16 Es gibt anscheinend eine Verwechslung zwischen Luftröhre und Speiseröhre, was den Behandlungsablauf nicht im Geringsten zu beeinträchtigen scheint. Dieser »Fehler« wird beibehalten (Anm. d. Übers.).

THERAPEUT Jetzt nicht mehr aufgeregt?

KLIENTIN Nicht mehr aufgeregt.

(Das Ausgangsymptom festlegen)

THERAPEUT Was meinst du, was für Probleme hast du?

KLIENTIN Einerseits bei der Arbeit, andererseits in der Familie. Beides macht mir ziemlich viele Ängste. Sorgen um die Zukunft.

THERAPEUT Eine ängstliche Stimmung, nicht wahr? Hast du sie häufig?

KLIENTIN Ich kann, ehrlich gesagt, nicht genau unterscheiden, ob ich Ängste habe oder vielleicht eine depressive Verstimmung. Oder sozusagen eine Mischung aus beiden, ja, eine Vermischung.

THERAPEUT In welcher Situation fühlst du dich denn am unwohlsten? In welcher Situation fühlst du dich zum Beispiel sehr ängstlich oder sehr depressiv?

KLIENTIN Zum Beispiel, wenn ich in der Arbeit Probleme habe, will ich mich bei meinen Eltern beklagen. Sie interessieren sich teilweise nicht; da die beiden gerne auf dem Handy spielen, kann es sein, dass das, was ich erzähle, sie ... Mir kommt es dann so vor, als hätten sie gar nicht zugehört. Und noch andere Situationen wie, ich erzähle ihnen was, und sie sagen direkt: »Wie kannst du so denken?«, »So darfst du nicht denken«, »Du sollst so und so ...«. In solchen Momenten fühle ich mich sehr unwohl.

THERAPEUT Das heißt, wenn sie dir sagen, »Wie kannst du das ...«, »Du darfst es nicht«, fühlst du dich traurig, nicht wahr?

KLIENTIN Sehr bedrückt.

(Das Symbol intensiv imaginieren)

THERAPEUT Wo ist bedrückt?

KLIENTIN Hier *(deutet mit der Hand auf den Bereich zwischen Hals und Brust)*.

THERAPEUT Der ganze Bereich? Dieses bedrückte Gefühl, kannst du fühlen, wovon es verursacht wird? Wie irgendwas, das sich dort ausdehnt oder dort blockiert oder das dort drückt?

KLIENTIN Es fühlt sich an wie etwas Massives an der Stelle.

THERAPEUT Etwas Massives. Wie massiv? Wie zum Beispiel ein steinerner Kern oder wie Holz? Wie massiv?

KLIENTIN Dieser Bereich fühlt sich an wie aus Beton gegossen.

THERAPEUT Beton, aus Beton begossen, dann ist es eine Betonsäule. Oder etwas anderes aus Beton?

KLIENTIN Eine Betonsäule.

THERAPEUT Eine Betonsäule. Wie hoch ist die Betonsäule? Wie dick? Wie lang?

KLIENTIN Nicht sehr lang, nur so *(zeigt mit der Hand)*.

THERAPEUT So lang?

KLIENTIN Noch ein wenig länger.

THERAPEUT Noch ein wenig länger, ca. 15 Zentimeter.

KLIENTIN Mhm.

THERAPEUT In welcher Farbe ist die Betonsäule?

KLIENTIN Einfach grau.

THERAPEUT In welcher Form? Eckig oder rund?

KLIENTIN Rund, wie die Luftröhre.

THERAPEUT Wie die Luftröhre, sie versperrt die Luftröhre?

KLIENTIN Dicht und fest versperrt.

THERAPEUT Dicht und fest versperrt, du kannst nicht mehr atmen, nicht wahr?

KLIENTIN Wie aus einem Guss.

THERAPEUT Festgegossen, erstarrt. Ist diese Betonsäule ganz rau oder ganz glatt?

KLIENTIN Etwas rau, da beim Erstarren einige Blasen entstanden sind. Da ist noch was anderes drauf.

THERAPEUT So etwas Hubbeliges, das sich nicht sehr glatt anfühlt?

KLIENTIN Ja.

THERAPEUT Grau ist die Farbe.

KLIENTIN Die Farbe von Beton, hauptsächlich grau, hmm, dann sind noch irgendwelche Fremdkörper drin, in Dunkelschwarz.

THERAPEUT Noch dunkelschwarze Fremdkörper. Die Fremdkörper, sind sie hineingesteckt oder angemalt?

KLIENTIN Hineingesteckt, Steinchen.

THERAPEUT Hineingesteckte Steinchen, einige schwarze Steinchen, fühlen sich auch nicht eben an, oder? Fühlst du, ob die Säule eine Temperatur hat? Ganz kühl oder ganz warm oder etwa Körpertemperatur? Welche Empfindung?

Klientin Wahrscheinlich wie meine Körpertemperatur.

Therapeut Kein Temperaturunterschied, nur stark bedrückend, hier also wie die Körpertemperatur. Gibt es oben oder unten noch irgendwelche Fremdbestandteile? Die Säule hat oben ein Ende, unten ein Ende.

Klientin So was Welliges, die Schnittfläche war beim Erstarren wohl nicht mehr so glatt, sie hat einige Wellen.

Therapeut Nicht eben, aber keine regelmäßigen Wellen.

Klientin Mhm, stimmt.

Therapeut Ist das oben und unten gleich?

Klientin Mhm, ja.

Therapeut Oberes und unteres Ende sind beide nicht ganz eben, da gibt es einige dunkelgraue Steinchen. Die Säule fühlt sich relativ grob an, hat aber die gleiche Temperatur wie der Körper. Wenn du dran klopfst, was für einen Klang hat sie?

Klientin So wie Klopfen auf Bodenfliesen.

Therapeut Wie Klopfen auf Bodenfließen, »peng, peng, peng«, ziemlich knackig, nicht wahr?

Klientin Ja, ja, ja.

Therapeut Fühlt sie sich schwer an?

Klientin Nicht so sehr, wie es aussieht.

Therapeut Zum Beispiel ein Kilo? Oder zwei Kilo? Oder wie viel?

Klientin Ich empfinde sie schwerer als mich, 100 …, über 100 Pfund.

Therapeut Über 100 Pfund, ca. 50 Kilo, sie hat eine ziemlich große Dichte.

Klientin Mhm.

Therapeut Ein Gegenstand von über 100 Pfund drückt hier, das ist wirklich unangenehm. Über 100 Pfund schwer, also, es ist eine graue Betonsäule mit einigen schwarzen Steinen drin, ungefähr rund.

Klientin Mhm, ist rund.

Therapeut Ist es eine gleichmäßig runde Säule oder nicht so regelmäßig?

KLIENTIN Nicht sehr regelmäßig, sie sieht ungefähr aus wie ein Zylinder.

THERAPEUT Nicht kreisrund, d. h. entlang der Speiseröhre ist es auch nicht perfekt rund. Ist sie elastisch oder hart?

KLIENTIN Richtig hart.

THERAPEUT Hart, sehr hart? Sehr schwer, stimmt das?

KLIENTIN *(Nickt)*

THERAPEUT Aber nicht kalt, nicht eisig, in der Hand fühlt sie sich ziemlich grob an, oben und unten nicht ganz eben. Gibt es oben und unten Zeichen? Irgendwelche Merkmale?

KLIENTIN Kein Zeichen.

THERAPEUT Nicht ganz ebene Flächen, oben und unten sind gleich. Was meinst du, wenn du sie rausholst, wo ist sie besser aufgehoben?

KLIENTIN Mir scheint, ich kann sie nicht rausholen.

THERAPEUT Du kannst eine Lösung finden, um sie rauszuholen. Nur, wenn du sie rausgenommen hast, können wir sie behandeln. Keine Angst, sie ist nur ein imaginierter Gegenstand. Ich hatte einen Krebspatienten, er litt unter Schmerzen nach der OP, sein Symbol war ein Eisenstab im Körper an dieser Stelle *(im Brustkorb)*, die Schnittwunde tat sehr weh. Anfangs sagte er auch, er schaffe es nicht, ihn rauszunehmen. Ich sagte ihm, keine Angst, du brauchst ihn nur rauszuholen. Dann öffnete er den Brustkorb hier mit einem OP-Messer – es blutete stark – und nahm ihn heraus. Du kannst es auch so machen, aber bei dir muss es nicht stark bluten. Dir eine kleine OP vorzustellen, wäre auch okay. Aber vielleicht muss es nicht sein, es geht auch anders. Überleg mal, wie kannst du sie rausholen?

KLIENTIN Es sieht so aus, als müsste schon was geöffnet werden.

(Den Träger intensiv imaginieren)

THERAPEUT Muss doch geöffnet werden? Stell dir mal vor, wie du öffnest. Wenn du die Säule rausgenommen hast, wo stellst du sie hin? Wo passt sie rein?

KLIENTIN Auf unseren Esstisch daheim.

THERAPEUT Auf den Esstisch. Wenn ich aber den Tisch bewege, wird sie nicht runterrollen? Braucht es ein Gefäß, das sie aufnimmt?

KLIENTIN Dann nehme ich einen Topf.

THERAPEUT Einen Topf. Was für einen Topf meinst du? Einen Wok aus Eisen oder einen Dampftopf oder was anderes?

KLIENTIN Einen Wok aus Eisen.

THERAPEUT So einen zum Kochen?

KLIENTIN Ja.

THERAPEUT Kannst du genau beschreiben, wie der Wok aussieht?

KLIENTIN So einer, der am Boden etwas schwarz ist, ein wenig verrostet. Und der Griff ist abgebrochen, wie der Wok zum Kochen bei uns zu Hause.

THERAPEUT Ist vielleicht der Wok bei dir zu Hause. So groß? *(Deutet mit der Hand)* Schätzungsweise ist er schwer, der Wok, nicht wahr?

KLIENTIN Man kann ihn nicht anlupfen, sondern muss fest zugreifen.

THERAPEUT Hat er einen oder zwei Griffe?

KLIENTIN Einen.

THERAPEUT Ein Griff, das Holzende, ist etwas kaputt.

KLIENTIN Kein Holzgriff, sondern aus Plastik. Ein massiver Plastikgriff, am Ende gebrochen.

THERAPEUT Ja, der massive Plastikgriff, am Ende gebrochen. In welcher Farbe ist der Plastikgriff?

KLIENTIN Schwarz.

THERAPEUT Ebenfalls schwarz. Wie kam es dazu, dass er gebrochen ist?

KLIENTIN Das weiß ich auch nicht genau.

THERAPEUT Jedenfalls ist er gebrochen, nicht wahr?

KLIENTIN Ja.

THERAPEUT Ist die Bruchstelle rau oder glatt?

KLIENTIN Keine Schnittfläche, der ist doch gebrochen.

THERAPEUT Ist gebrochen, aber tut der beim Halten nicht weh?

KLIENTIN Nein.

THERAPEUT Ist der Griff innen hohl oder massiv?

KLIENTIN Massiv.

THERAPEUT Ist ebenfalls schwarz, ist unmittelbar mit dem Topf verbunden. Der Wok hat etwas Rost, ist der unten am Boden oder innen?

KLIENTIN Unten am Boden.

THERAPEUT Unten am Boden. Ist er aus Gusseisen oder Schmiedeeisen?

KLIENTIN Ich kenne mich nicht gut aus.

THERAPEUT Sehr schwer?

KLIENTIN Sehr schwer, jedenfalls in der Hand wirkt er sehr schwer.

THERAPEUT Wird der Wok häufig gebraucht?

KLIENTIN Ja.

THERAPEUT Hat er einen Deckel?

KLIENTIN Ja, einen Glasdeckel.

THERAPEUT Hat einen Glasdeckel. Wie schwer, spürst du, ist der Wok?

KLIENTIN Hmm, ... 200 Pfund.

THERAPEUT Macht nichts, das ist ein psychologisches Gewicht, du fühlst 200 Pfund, nicht wahr?

KLIENTIN Ja.

THERAPEUT Wie dick, spürst du, ist er, der Wok, wie dick?

KLIENTIN Ziemlich dick jedenfalls.

THERAPEUT Ziemlich dick, aber du kannst ihn dennoch anheben.

KLIENTIN Mhm, kann ich.

(Protokoll A ausfüllen)

THERAPEUT Nun füllen wir das Protokoll aus. Du zeichnest es auf.

KLIENTIN Okay.

(Zeichnen auf dem leeren Flipchart; gehört zum Schritt Protokollieren)

(Dreifach regulierende Entspannung)

THERAPEUT Momentan liegt dein Wert bei 8. Jetzt machen wir weiter. Vorher nochmals die dreifache Entspannung. Sitz wie vorher auf dem ersten Drittel der Sitzfläche. Nun schließ wie vorher sanft die Augen, atme langsam und tief. Der Körper kann schwanken; finde beim Schwanken die angenehmste Haltung. Ganz entspannt ist gut. Dann stoße alle störenden Gedanken im Kopf vorübergehend aus. Erlaube dir, deinen Körper zu entspannen, das Hirn ebenfalls sehr entspannt. Sehr gut. Wenn du entspannt bist, öffne langsam die Augen. Wir machen dann weiter. Lockerlassen, ... atme tief, ... atme aus.

KLIENTIN *(Öffnet die Augen)*

(Das Symbol in den Träger legen)

Therapeut Gut, machen wir weiter. Wir reinigen zuerst deinen Betonstab. Ist es dir lieber mit offenen oder geschlossenen Augen? Beides ist in Ordnung.

Klientin Dann mit geschlossenen Augen.

Therapeut Schließ die Augen, schließe sie ganz sanft. Schau dir zuerst den Betonstab an, nun direkt vor deinen Augen, ein Betonstab von ca. 100 Pfund, ca. 15 Zentimeter lang, grau, oben sind einige schwarze Steine dran, beide Enden nicht ganz eben. Was meinst du, wie reinigst du ihn? Ihn sauber machen. Nimmst du Staub darauf wahr?

Klientin Kein Staub.

Therapeut Wie hast du vor, ihn zu reinigen? Ihn sauber zu machen?

Klientin Mit Wasser spülen.

Therapeut Ihn mit Wasser spülen. Kommt das Wasser aus dem Wasserhahn oder woandersher?

Klientin Aus dem Wasserhahn.

Therapeut Spül ihn gründlich, oben und unten, alles sauber spülen.

Klientin Mhm. *(Macht es gewissenhaft)*

Therapeut Brauchst du noch Spülmittel oder Ähnliches?

Klientin Nein.

Therapeut Nein, nur mit Wasser spülen.

Klientin Mit dem Bürstchen bearbeiten.

Therapeut Oh, mit dem Bürstchen bearbeiten, sauber bürsten. Ist jetzt fertig gebürstet?

Klientin Ja, fertig.

Therapeut Fühlt es sich sauber an?

Klientin Die Steine da drin kann ich nicht herauspulen.

Therapeut Du willst sie herauspulen – oder meinst du, so ist es auch okay? Wenn du sie herauspulen willst, ist auch okay. Überleg mal, welches Werkzeug du brauchst, zum Beispiel ein kleines Messer, eine kleine Feile. Probier aus, ganz nach Belieben.

Klientin Sie mit einem Schraubenzieher rausbrechen.

Therapeut Okay, dann brich sie mal raus. Sind da doch einige größere? Probier sie mal rauszubrechen.

Klientin Die Betonsäule ist gebrochen.

THERAPEUT Macht nichts, auch wenn sie gebrochen ist, macht nichts. Kann vielleicht wieder zusammengefügt werden.

KLIENTIN Mhm *(weint)*.

THERAPEUT Hast du sie rausgebrochen? Wie viele Steinchen sind herausgebrochen?

KLIENTIN Mehr als zehn.

THERAPEUT Mehr als zehn. Jetzt ist die Betonsäule in zwei Hälften?

KLIENTIN Ja, eine große Hälfte, eine kleine Hälfte.

THERAPEUT Mach sie sauber, und auch die rausgebrochenen Steinchen, mach alles sauber.

KLIENTIN Mhm.

THERAPEUT Lege sie zuerst zur Seite. Nehmen wir den Topf, schau mal, wie du ihn sauber machst.

KLIENTIN Mit Spülmittel und Edelstahlspirale.

THERAPEUT Bürste ihn mit der Edelstahlspirale. Selbstverständlich auch mit Wasser?

KLIENTIN Mhm.

THERAPEUT Ölspur?

KLIENTIN Mhm, ein bisschen, ist nicht sauber abgespült.

THERAPEUT Dann spül ihn sauber ab. Meinst du, du kannst den Rost entfernen? Oder lässt du ihn einfach so?

KLIENTIN Ich möchte ihn schon entfernen.

THERAPEUT Wenn du möchtest, wie machst du es?

KLIENTIN Mit einem kleinen Spatel, so einem für Erdnussbutter.

THERAPEUT Okay, ein kleiner Spatel, nicht wahr?

KLIENTIN Mit einem runden Kopf, mit dem Erdnussbutter aufs Brot geschmiert wird.

THERAPEUT Nimm ihn zum Kratzen, kratze den Rost weg. Kratze mal, dann mache den Wok von innen mit dem Spülmittel und der Edelstahlspirale sauber, auch den Griff, mache auch ihn sauber.

KLIENTIN Kann den Rost nicht komplett entfernen. *(Beginnt zu weinen)*

THERAPEUT Keine Eile, keine Eile, du kannst den Rost langsam abkratzen. Falls er nicht ganz entfernt ist, können wir ihn behalten oder du kannst andere Methoden anwenden ... Wenn du dich beim Weinen entlastet fühlst, dann weinst du halt mal ...

KLIENTIN Kann ich ihn in eine Schachtel legen?

THERAPEUT Klar, den Topf in eine Schachtel zu legen, ist auch eine Möglichkeit. Was für eine Schachtel, meinst du, ist gut geeignet?

KLIENTIN Eine Aufbewahrungskiste.

THERAPEUT Eine Aufbewahrungskiste. Willst du den Wok in die Aufbewahrungskiste oder die Betonsäule direkt in die Aufbewahrungskiste legen?

KLIENTIN Den Wok in die Aufbewahrungskiste.

THERAPEUT Den Wok in die Aufbewahrungskiste. Was für eine Aufbewahrungskiste?

KLIENTIN Eine Plastikkiste.

THERAPEUT Eine Plastikkiste. In welcher Farbe?

KLIENTIN Milchweiß, halbdurchsichtig.

THERAPEUT Oh, milchweiß, halb durchsichtig. Das heißt, der Wok passt da genau rein?

KLIENTIN Ein bisschen größer als der Wok.

THERAPEUT Ein bisschen größer, liegt schräg drin. In welcher Richtung liegt der Griff, oder ...

KLIENTIN Ist gerade.

THERAPEUT Ist die Aufbewahrungskiste sauber gereinigt?

KLIENTIN Mit einem Putzlappen geputzt, mit Wasser gespült.

THERAPEUT Aus halbdurchsichtigem, weißem Plastik, der Wok passt genau rein.

KLIENTIN Ich könnte die Kiste wahrscheinlich schwer hochheben.

THERAPEUT Meinst du, wenn der Wok darin liegt, kannst du sie nicht mehr hochheben?

KLIENTIN Ich kann die Kiste nicht anheben.

THERAPEUT Die Kiste, ist die Plastikkiste sehr schwer?

KLIENTIN Zusammen sehr schwer.

THERAPEUT Lege ihn zuerst hinein, wir überlegen später noch, ob es eine Lösung gibt. Stellst du nun zuerst den Wok in die Aufbewahrungskiste oder zuerst die Betonsäule in den Wok?

KLIENTIN Zuerst den Wok in die Kiste.

THERAPEUT Leg den Wok in die Kiste hinein, wackelt er da drin nicht ein wenig?

KLIENTIN Mhm, etwas.

THERAPEUT Brauchst du was als Futter?

KLIENTIN Ich lege ... Styropor als Futter rein.

THERAPEUT Wie sieht das Styropor aus?

KLIENTIN Genau so, dass der Wok reinpasst, wie bei einem neu gekauften Topf.

THERAPEUT Oh, Styropor in dieser Form, wie eine Matrize. Welche Farbe hat das Styropor?

KLIENTIN Weiß.

THERAPEUT Auch weiß, gleich wie das von der Aufbewahrungskiste?

KLIENTIN Die Aufbewahrungskiste ist halb durchsichtig, das Styropor weiß.

THERAPEUT Sie ist nicht durchsichtig, weiß, der Wok passt genau rein, der Griff steckt auch drin. Hast du ihn jetzt hineingelegt?

KLIENTIN Mhm.

THERAPEUT Das Ganze ist jetzt ziemlich stabil, dann lege jetzt bitte die Betonsäule hinein. Die gereinigte Betonsäule, die eine Hälfte groß, die andere Hälfte klein. Hast du auch die schwarzen Steine hineingelegt?

KLIENTIN Ja, auch.

THERAPEUT Hast du nach dem Hineinlegen den Eindruck, es ist noch was hinzuzufügen? Oder ein Deckel, oder irgendwas zum Umwickeln, da wir das Ganze nachher bewegen werden?

KLIENTIN Ich füge Klebstoff hinzu.

THERAPEUT Du fügst Klebstoff hinzu, um sie festzukleben. Was für einen Klebstoff?

KLIENTIN So einen durchsichtigen.

THERAPEUT So eine Art fester Sekundenkleber?

KLIENTIN Nein, ein flüssiger, formbar.

THERAPEUT Ähnlich wie Kiefernharz?

KLIENTIN Ja, genau.

THERAPEUT So kann man ihn dann befestigen, das ist gut, eine gute Idee. Das heißt, die zwei Hälften der Betonsäule und die Steinchen, alles kann im Topf festgeklebt werden, nicht wahr?

KLIENTIN Mhm.

THERAPEUT Klebe sie dann fest. Bist du so weit?

KLIENTIN Ja.

THERAPEUT Meinst du, es braucht noch einen Deckel?

KLIENTIN *(Nickt)*

THERAPEUT Einen Topfdeckel oder einen Deckel für die Aufbewahrungskiste?

KLIENTIN Einen Topfdeckel und dann einen für die Aufbewahrungskiste ..., eine Hohlform zum Drüberlegen.

THERAPEUT So eine Art Hohlform drüber?

KLIENTIN Ja, aus Styropor.

THERAPEUT Aus Styropor, sie kann an der unteren Form anschließen.

KLIENTIN Ja, sie hält den Wok drin fest.

THERAPEUT Sie befestigt auch den Topfdeckel. Und deckt auch die Aufbewahrungskiste ab?

KLIENTIN Ja, die Kiste auch.

THERAPEUT In Ordnung, passt ganz gut, finde ich. Findest du, die abgedeckte Aufbewahrungskiste sollte draußen noch mit Seilen oder anderem zugebunden werden?

KLIENTIN Mhm ...

THERAPEUT Weil wir sie noch fortbewegen. Kann der Deckel runterfallen?

KLIENTIN Ich lege eine Bettdecke über die Kiste.

THERAPEUT Eine Bettdecke legst du drüber. Mit was bindest du dann die Decke fest? Was zum Zubinden?

KLIENTIN Zubinden, ja.

THERAPEUT Mit was?

KLIENTIN Einem Gurt für Reisekoffer.

THERAPEUT Es gibt zwei Sorten von Reisekofferbändern, eine farbig, die andere wie ein Tragegurt.

KLIENTIN Farbig.

THERAPEUT Stellst du dir einen Verschluss vor für sowas?

KLIENTIN Ja, es gibt einen.

THERAPEUT Dann schließ fest zu, mit einem farbigen Band, wie solche für Reisekoffer. Binde die weiße Styroporkiste zu, in der der Wok und die Betonsäule sich befinden, mit der Bettdecke umwickelt. Über Kreuz verschnürt?

KLIENTIN Nicht nötig, nur in der Mitte zugebunden, quer rüber.

THERAPEUT Quer in der Mitte zubinden. Gut, binde sie zu. Hast du es?

KLIENTIN Ja, habe ich.

(Bei der Live-Demonstration wird kein Protokoll ausgefüllt. Die Klientin ist in einer guten Verfassung, die zweite Entspannung wird nicht durchgeführt.)

(Den Träger mit dem Symbol bewegen)

THERAPEUT Das heißt, nun gibt es vor dir eine mit einem regenbogenfarbigen Band verschnürte Plastikkiste, von außen gesehen weiß, halb durchsichtig, innen drin kannst du die Formen sehen, innen ist ein Wok mit Deckel, im Wok eine Betonsäule in zwei Hälften und einige Steinchen, stimmt das?

KLIENTIN Mhm.

THERAPEUT Kannst du sie ganz genau sehen?

KLIENTIN Kann ich.

THERAPEUT Dann bewegen wir sie. Probier mal. Nun ist sie direkt vor deinen Augen. Setz dich mit geradem Rücken. Beweg dieses Ding auf 1 Meter Abstand vor deinem Gesicht. Angekommen, sieht du sie klar?

KLIENTIN *(Nickt)*

THERAPEUT Auf 3 Meter.

KLIENTIN *(Nickt)*

THERAPEUT Zurück auf 1 Meter.

KLIENTIN *(Nickt)*

THERAPEUT Vors Gesicht.

KLIENTIN *(Nickt)*

THERAPEUT Auf 3 Meter.

KLIENTIN *(Nickt)*

THERAPEUT Fühlst du dich wohler vor dem Gesicht oder auf 3 Metern Entfernung?

KLIENTIN 3 Meter.

THERAPEUT Gut, auf 3 Meter.

KLIENTIN *(Nickt)*

THERAPEUT 10.

KLIENTIN *(Nickt)*

THERAPEUT 15.

KLIENTIN *(Nickt)*

THERAPEUT 10.

KLIENTIN *(Nickt)*

THERAPEUT Wo fühlst du dich am wohlsten mit diesem Ding?

KLIENTIN Bei 15 Metern.

THERAPEUT 15, gut, dann 15.

KLIENTIN *(Nickt)*

THERAPEUT 20.

KLIENTIN *(Nickt)*

THERAPEUT 30.

KLIENTIN *(Nickt)*

THERAPEUT 15.

KLIENTIN *(Nickt)*

THERAPEUT Gibt es eine maximale sichtbare Entfernung, nämlich dort, wo du nur noch einen schwarzen Punkt siehst? Wie weit ist das ungefähr?

KLIENTIN Um die halbe Erde ungefähr.

THERAPEUT Halbe Erde, als Maßeinheit umgerechnet: »Auch wenn wir sitzen bleiben, bewegen wir uns am Tag ca. 80 000 Li[17]«, das sind 40 000 Li, passt das ungefähr?

KLIENTIN Mhm.

THERAPEUT Okay, wir bewegen die Kiste weiter, jetzt bringen wir sie auf ein Viertel des Erdumfangs.

17 Der Spruch wird Mao Zedong zugeschrieben. Das Li ist eine chinesische Längeneinheit. Heute entspricht ein Li 500 Metern (Anm. d. Übers.).

KLIENTIN *(Nickt)*

THERAPEUT Auf einem Viertel des Erdumfangs, kannst du sie noch sehen?

KLIENTIN Kann ich, ist noch da.

THERAPEUT Du kannst, ein wenig. Kannst du das regenbogenfarbige Band drumherum sehen?

KLIENTIN *(Nickt)*

THERAPEUT Ist noch da, aber nur ein winzig kleiner Punkt. Nun ist sie so weit wie ein Viertel der Erde, auf 20 000 Li. Lass uns probieren, sie auf 10 000 Li zu bringen, und schauen, wie es ist. Auf 10 000 Li. Keine Eile, langsam.

KLIENTIN Sie fühlt sich noch größer an als vorher.

THERAPEUT Noch größer. Wie groß ist sie jetzt?

KLIENTIN Größer als ich. *(Weint)*

THERAPEUT Noch größer als du. Ist es noch die weiße Kiste? Oder hat sie sich verändert?

KLIENTIN Ist ein Elefant.

THERAPEUT Ein Elefant, ein weißer Elefant? Ist das Band noch drum herum? Ist das regenbogenfarbige Band dran?

KLIENTIN *(Schüttelt den Kopf)*

THERAPEUT Nicht mehr da, es ist ein weißer Elefant, oder sieht es noch wie die Kiste aus?

KLIENTIN Anscheinend ein grauer Elefant aus Beton.

THERAPEUT Oh, anscheinend ist die Betonsäule rausgekommen und in einen grauen Elefanten verwandelt, stimmt das?

KLIENTIN *(Nickt)*

THERAPEUT Keine Sorge. Jetzt ist er auf 10 000 Li, nicht wahr? Wir bringen ihn wieder auf die Entfernung von einem Viertel der Erde, auf 20 000 Li, doppelt so weit.

KLIENTIN *(Nickt)*

THERAPEUT Wie sieht er jetzt aus?

KLIENTIN Wie vorher.

THERAPEUT Noch wie vorher, dann lass ihn uns noch weiterbewegen, auf 30 000 Li.

KLIENTIN *(Nickt)*

THERAPEUT Wie ist es jetzt?

KLIENTIN Ein kleiner roter Punkt.

THERAPEUT Ein kleiner roter Punkt. Der kleine rote Punkt müsste von dem regenbogenfarbigen Band kommen, nicht wahr?

KLIENTIN *(Nickt)*

THERAPEUT Lass ihn uns wieder auf 40 000 Li bewegen, dann ist er ein schwarzer Punkt, oder?

KLIENTIN Ein weißer Punkt.

THERAPEUT Ein weißer Punkt, der kleine rote Punkt ist ein weißer Punkt geworden, winzig. D. h., auf 30 000 Li sahst du einen roten Punkt, auf 40 000 Li ist er dann ein weißer Punkt geworden. Sind die beiden Punkte gleich groß?

KLIENTIN Unterschiedlich.

THERAPEUT Der rote Punkt ist größer als der weiße?

KLIENTIN Der rote ist größer.

THERAPEUT D. h., auf 10 000 Li ein Elefant, auf 30 000 Li ein roter Punkt, ein bisschen größer, auf 40 000 Li ein weißer Punkt. Nun ist es ein weißer Punkt.

KLIENTIN *(Nickt)*

THERAPEUT Bringe ihn wieder auf 20 000 Li.

KLIENTIN *(Nickt)*

THERAPEUT Ist es noch der rote Punkt?

KLIENTIN Bunter.

THERAPEUT Noch farbiger, noch bunter?

KLIENTIN Wie der Regenbogen.

THERAPEUT In Regenbogenfarben, oh, noch farbiger. Gut, wieder auf 30 000 Li.

KLIENTIN *(Nickt)*

THERAPEUT Auf 40 000 Li. Wie schaut es jetzt aus?

KLIENTIN Ein kleiner Lichtpunkt wie von einem Laser.

THERAPEUT Ein Laserlichtpunkt, kleiner als der vorherige weiße Punkt, noch heller als der weiße Punkt, etwas heller, aber das Weiß kann man nicht klar sehen.

KLIENTIN Wie auf ein Sternchen zu schauen.

THERAPEUT Wie auf ein Sternchen zu schauen. Auf 50 000 Li.

KLIENTIN Kann ihn nicht mehr sehen.

THERAPEUT Ist er noch da?

KLIENTIN *(Schüttelt den Kopf)*

THERAPEUT Ist er noch da?

KLIENTIN Sehe ihn nicht mehr.

THERAPEUT Ist alles weg? Ist es hell oder dunkel vor dir?

KLIENTIN Unten ist es weiß, oben so etwas wie meerblau, wie in der Dämmerung.

THERAPEUT Wie in der Dämmerung. Fühlst du dich wohl?

KLIENTIN *(Nickt)*

THERAPEUT Auf 70 000 Li. ... Wie ist es jetzt?

KLIENTIN Fühlt sich an wie im Weltall.

THERAPEUT Wie im Weltall.

KLIENTIN Schwebe.

THERAPEUT Sehr entspannt?

KLIENTIN *(Nickt)*

THERAPEUT Spürst du die weiße Plastikkiste noch, umschlungen von dem regenbogenfarbigen Band? Merkst du, ob sie noch da ist?

KLIENTIN *(Schüttelt den Kopf)*

THERAPEUT Nicht mehr da also. Willst du sie zurückholen?

KLIENTIN Kann das Band zurückholen.

THERAPEUT Wenn du das Band zurückbringen kannst, dann bringe das Band zurück.

KLIENTIN Gut.

THERAPEUT Schaffst du's, es zurückzubringen?

KLIENTIN Es flattert zurück.

(Den zurückgebrachten Gegenstand überprüfen)

THERAPEUT Was ist das für ein Band? Wie lang ist es?

KLIENTIN Genauso wie vorher.

THERAPEUT Willst du es zurück vor dein Gesicht holen oder es dort lassen?

KLIENTIN Es schwebt und schwebt dort, fühlt sich gut an.

THERAPEUT Es schwebt angenehm. Dann lass es dort.

KLIENTIN Mhm. *(Nickt)*

THERAPEUT Öffne langsam die Augen.

KLIENTIN *(Öffnet die Augen)*

THERAPEUT Wie stark ist jetzt die Beeinträchtigung?

KLIENTIN 2 bis 3.

Rückmeldung der Klientin:
Vor der Demonstration auf der Bühne schien mir meine Stimmung eine Mischung von Ängsten und Depressivität zu sein, ein Klumpen in verschiedenen Grautönen. Gefühlte Beeinträchtigung bei ca. 8.

Während der dreifach regulierenden Entspannung konnte ich deutlich spüren, wie einige schlammig-trübe Substanzen mit dem Ausatmen aus dem Körper ausgestoßen wurden. Im Anschluss, als Tianjun Liu die Fragen stellte, bin ich schnell in einer Art Déjà-vu gelandet, als ob ich daheim wäre, vor mir das Spülbecken. Das vertraute Gefühl überfiel mich, ich begann Schluckbeschwerden zu bekommen, als sei die Speiseröhre vom Hals bis zum Brustkorb von Beton verstopft; so war es mir fast jeden Abend beim Abspülen in der Küche ergangen.

Dieses Erleben war wirklich real: Ich konnte beinah die raue Oberfläche des Betons an meiner Speiseröhre reiben spüren; es tat nicht weh, aber drückte mächtig. Als Tianjun Liu vorschlug, die Betonsäule rauszuholen, stellte ich mir vor, sie aus der Speiseröhre rauszuziehen, empfand aber eindeutig Widerstand und konnte es nicht: Der erstarrte Beton saß richtig eng in der Speiseröhre. Tianjun Liu bot mir geduldig Möglichkeiten an, schließlich entschloss ich mich, die Speiseröhre senkrecht aufzuschneiden, da ich mir überlegt hatte, durch horizontales Aufschneiden wäre sie schwer rauszuholen. Sie rauszuholen war dann ganz leicht, leichter als in meiner Vorstellung. Beim Aufschneiden der Luftröhre blutete es weder noch tat es weh. Die Betonsäule fiel einfach nach vorne raus. Nach diesem Prozess fühlte ich mich schon etwas leichter. Das Symbol entstand ganz von allein.

Nachdem die Betonsäule heraus war, zeichnete sie sich mithilfe der von Herrn Liu gestellten Fragen klar vor mir ab, eine ca. 15 Zentimeter lange dunkelgraue Betonsäule, so dick wie die Luftröhre, mit rauer Oberfläche, oberes und unteres Ende nicht eben, innen mit über 10 schwarzen Steinchen versetzt. Sie war warm, war sehr schwer, mir schien, noch schwerer als ich, über 50 Kilo ungefähr.

Beim Aussuchen des Trägers fiel mir zuallererst der Esstisch daheim ein. Aber Tianjun Liu machte mich darauf aufmerksam, dass die Betonsäule beim Bewegen wackeln und runterrollen könnte. Ich drehte den Kopf und sah mich kurz um, entschied mich dann für den Wok. Da lauter vertraute Alltagsgegenstände vorhanden waren, entstanden die konkreten Bilder ganz einfach und plastisch. Da war ein schwerer Eisenwok, noch ein schwerer Glasdeckel dazu, am Boden des Woks ein großes, dickes Stück Rost, der Griff war in der Mitte gebrochen. Der Wok war viel schwerer als die Betonsäule, ca. 100 Kilo.

Beim zweiten Durchgang der dreifach regulierenden Entspannung fühlte ich mich geübter, die Entspannung trat viel schneller ein. Danach begann ich, das Symbol sauber zu machen. Der Waschprozess verlief recht locker, mit Wasser direkt aus dem Wasserhahn, währenddessen konnte ich den Geruch von nassem Betonboden wahrnehmen, wenn es regnet. Nach dem Reinigen wollte ich auch die Steinchen drin alle herausbohren. Ich brach mit einem Schraubenzieher die schwarzen Steinchen eins nach dem anderen heraus. Ungefähr beim fünften Steinchen brach die Betonsäule in zwei Teile, einen kürzeren und einen längeren.

Nach dem Herausbrechen aller Steinchen fühlte ich mich in der Tat etwas erleichtert, ein zusätzliches Erfolgserlebnis. Beim Abspülen des Trägers war die innere Seite des Woks mit Spülmittel ganz leicht sauber zu machen. Mit dem Spatel für Erdnussbutter den Rost am Wokboden abzukratzen, klappte jedoch die ganze Zeit nicht so richtig. Eine Welle der Hilflosigkeit und Angst trat spontan auf. In diesem Moment sagte Tianjun Liu, es mache nichts, man könne andere Möglichkeiten finden. So wählte ich eine Kiste, um den Wok einzupacken. Es schien mir, dass man den Rost dann nicht mehr sieht.

Beim Verpacken des Symbols beschloss ich, die in zwei Teile gebrochene Betonsäule und die Steinchen alle in den Wok hineinzulegen. Sie wurden im Wok zusätzlich mit dem durchsichtigen Flüssigkleber befestigt, sodass ich während der Bewegung kein Geräusch mehr hören und nicht gestört würde. Nachdem der Deckel auf dem Wok war, suchte ich zwei vorgeformte Styroporteile aus und klemmte den ganzen Wok hinein. Danach legte ich die Styroporplatten in eine milchig weiße, halb durchsichtige Aufbewahrungskiste aus Plastik, schloss sie zu, legte noch eine Bettdecke drüber und umgürtete sie dann einmal mit einem regenbogenfarbigen Kofferband. Wenn ich zurückdenke, war die Bettdecke bei der späteren Bewegung nicht mehr vorhanden, aber ich merke, beim Packen wollte ich mit der Bettdecke das regenbogenfarbige Band schonen, da die Ecken der Kiste es sonst vielleicht bei der Bewegung beschädigen würden.

Während der Vor- und Zurückbewegung spürte ich deutlich, wie die Kiste über den Boden geschoben und gezogen wurde. Sie weiterzubewegen ging schnell und leicht, aber beim nahen Heranziehen fühlte es sich mühsam und anstrengend an und wurde langsamer. Beim Festlegen der weitesten Entfernung dachte ich, auf der anderen Seite der Erde würde ich sie wahrscheinlich nicht mehr sehen und sie würde auch nicht mehr zurückkommen, deswegen legte ich die Entfernung auf ½ Erdumfang fest. Aber als sie von 20 000 Li auf 10 000 Li zurückbewegt wurde, stellte ich beim Anblick der Kiste fest, dass das Ding erstaunlich groß geworden war. Ich musste den Kopf hochheben, um sie zu sehen. Da war ein riesiger hellgrauer Steinelefant, ich wurde im Nu winzig. Der Elefant versperrte wie ein Berg den Weg nach vorne, so ausufernd, berührte fast mein Gesicht. Ich bildete mir ein, das wäre die Betonsäule in der Kiste, die in diesen Elefanten verwandelt worden war. Tianjun Liu dagegen verwickelte sich nicht mit diesem Elefanten, sondern vergrößerte nochmals die Entfernung, dabei wurde der Elefant in die Kiste von vorher zurückgewandelt.

Auf 20 000 Li konnte ich nur das regenbogenfarbige Band von der Kiste sehen; auf 30 000 Li war die Kiste zu einem schwarzen Punkt geschrumpft, auf 40 000 Li zu einem hellen Lichtpunkt. Als die Entfernung 40 000 Li überschritt und auf 50 000 Li ankam, konnte ich gar keine Gegenstände mehr sehen, spürte, dass die Kiste und die Dinge drin nicht mehr existierten. In diesem Augenblick nahm ich wahr, wie mein Sichtfeld in zwei Teile, oben und unten, getrennt wurde, oben das Dunkelblau des Himmels, die andere Hälfte unten hellweiß. Auf 60 000 Li fühlte ich mich allmählich schwebend, als werde all die Landschaft um mich herum zum Weltall, rundherum der dunkle, dunkelblaue Sternenhimmel.

In diesem Moment fragte Tianjun Liu, ob ich die Kiste zurückholen wolle. Augenblicklich dachte ich nur an das regenbogenfarbige Band, nur das wünschte ich mir zurück. So flatterte es mir entgegen, schwamm um mich herum wie eine kleine, lustige Schlange. Für den

Augenblick genügte es mir, wenn sie mich auf ca. 1 Meter Abstand begleitete, nicht zu nah, nicht zu weit.

Nach dieser Anwendung der Chinesischen Truhe sanken meine Beschwerden auf 2 bis 3, ich empfand mich viel leichter; ich fühlte mich glücklich und friedlich, als ich sah, dass das regenbogenfarbige Band zurückgekehrt war. An diesem Abend, daheim in der alten Situation, war die Bedrückung stark zurückgegangen. Als ich den ganzen Prozess überdachte, wurde mir klar, dass der Rost auf dem Wok auch etwas symbolisierte, das mit eingepackt und bewegt worden und nun verschwunden war.

Eine Weile später redete ich eines Abends ziemlich lange mit meinen Eltern über eine Angelegenheit, die meine persönliche Entwicklung betraf. Am Esstisch äußerte ich zum ersten Mal meine wahren Gefühle, wie hilflos und verloren ich mich fühlte. Ich konnte deutlich spüren, dass sie sich diesmal richtig Zeit nahmen und mir zuhörten. Ich hatte daran gezweifelt, dass sie mich liebten, ich weiß nun aber, sie lieben mich die ganze Zeit, in Vergangenheit, Gegenwart und Zukunft, nie weniger intensiv. Wir debattierten heftig, diskutierten friedvoll miteinander. Mit Tränen in den Augen sah ich noch mal ganz klar ihre Gesichter. In diesem Moment tauchte plötzlich der Wok mit dem Rost in meinem Kopf auf, der dicke Rost blätterte überraschenderweise von alleine ab.

4 Wirkmechanismen

In diesem Kapitel werden hauptsächlich die Wirkmechanismen der Chinesischen Truhe in ihren 10 Schritten erläutert, daneben die therapeutische Beziehung. Verglichen mit anderen psychotherapeutischen Techniken hat die therapeutische Beziehung bei der (Durchführung der) Chinesischen Truhe ihre Besonderheiten, darum wird sie hier extra besprochen.

Im Folgenden werden die psychischen und physischen Vorgänge, die im Prozess der Chinesischen Truhe wirksam werden, im Einzelnen erklärt. Der Prozess gliedert sich in *zwei Phasen* und *10 Schritte*. Dabei wiederholt sich der erste im sechsten und der fünfte im zehnten Schritt, sodass es insgesamt acht verschiedene Handlungsschritte gibt. Zudem gehören die sich wiederholenden vier Schritte der Vor- und Nachbereitung an, sodass sich schließlich nur *sechs spezifische Behandlungsschritte* ergeben. Insofern ist die Technik der Chinesischen Truhe eine relativ einfache Behandlungstechnik, leicht zu erlernen.

Die Chinesische Truhe ist zwar eine psychotherapeutische Technik, sie wirkt jedoch unter Einbeziehung physiologischer Abläufe. Aus der Sicht der traditionellen östlichen Wissenschaften besteht keine starre Grenze zwischen Psyche und Körper, sie bilden vielmehr eine Einheit. Beispielsweise wird in der modernen Psychologie das Bewusstsein den Hirnfunktionen zugeordnet, während in der klassischen chinesischen Medizin das Bewusstsein in Shen, Hun, Po, Yi, Zhi[18] unterschieden wird, die wiederum fünf Organe bewohnen: das Herz, die Leber, die Lungen, die Milz und die Nieren. So sind nach TCM im viszeralen Organsystem Körper und Geist als Einheit beheimatet. Jedem Organ sind gleichermaßen physiologische und psychische Funktionen zugeordnet. Die Praxis der Chinesischen Truhe zeigt, dass sich einige von der modernen Schulmedizin als somatisch verstandene Beschwerden wirksam mit ihr behandeln lassen, z. B. Schwellungen und Schmerzen bei Kniegelenkserguss, durch Krebs verursachte Schmerzen usw. Die Chinesische Truhe findet ihre Wur-

18 Shen, Hun, Po, Yi und Zhi sind nicht ohne Weiteres in deutsche Begrifflichkeiten übersetzbar und klar trennbar. Sie lassen sich am ehesten mit unterschiedlichen Qualitäten wie z. B. Denken, Vitalität, Konzentration oder Ausdauer umschreiben (Anm. d. Übers.).

zeln in der TCM und in körperlich-mentalen Trainings- und Meditationspraktiken östlicher Traditionen. Auch hier wird nicht streng zwischen psychischen und somatisch verursachten Symptomen unterschieden, was ihren eigenen Charakter ausmacht.

4.1 Statische Phase

Statische und dynamische Arbeit stehen sich bei der Anwendung der Chinesischen Truhe gegenüber, die Klienten gehen bei der Imagination durch zwei unterschiedliche Prozesse hindurch. In der statischen Phase bleibt der Gegenstand der Imagination stillstehen. Der Klient hat die Aufgabe, ein imaginiertes Objekt zu gestalten, beispielsweise sich das Symbol für das Ausgangssymptom und den entsprechenden Träger genau vorzustellen. In der dynamischen Phase befindet sich der Gegenstand der Imagination in Veränderung. Die Aufgabe des Klienten ist hier, das Objekt in etwas Neues zu verwandeln, beispielsweise reinigt er in der Imagination das Symbol und den Träger oder bewegt den Träger mit dem Symbol darin.

Die statische Arbeit bereitet die dynamische Arbeit vor. Im Laufe der statischen Arbeit wird mit der Gestaltung von Symbol und Träger das Problem formuliert und als Behandlungsgegenstand definiert. Bei der dynamischen Arbeit wird das Problem durch das Reinigen und Bewegen von Symbol und Träger behandelt und gelöst. Diese beiden Prozessphasen zu unterscheiden, hilft dem Therapeuten, die jeweiligen Schwerpunkte im Ablauf der Behandlung zu erkennen.

4.1.1 Dreifach regulierende Entspannung

Die dreifach regulierende Entspannung reguliert Körper, Atmung, Denken und Fühlen, in derselben Reihenfolge, mit dem Ziel, alle drei zu einem Ganzen zu koordinieren. So stellt sich eine umfassende Entspannung und Ruhe im Einklang von Körper und Geist ein. Die dreifach regulierende Entspannung gilt als Vorbereitung für die Chinesische Truhe. Sie soll den Klienten in die Lage versetzen, in aller Ruhe und Gelassenheit seine persönlichen Anliegen zu formulieren und zu konfrontieren, um die Beratung oder Behandlung zu beginnen. Gleichzeitig hat der Therapeut hier Gelegenheit, die Selbstregulationsfähigkeit des Klienten zu erfassen, sich einzufühlen und die therapeutische Beziehung aufzunehmen.

Regulieren über den Körper

Der Klient sitzt auf dem vorderen Drittel der Sitzfläche mit geradem Rücken, aufrecht, ernsthaft. Anders als das Zurücklehnen in einem Sessel erlaubt diese Haltung keine Lässigkeit und Trägheit, sie erfordert Aufrichtung und Konzentration. Dazu muss der Klient seinen Körper und sein Gemüt sanft regulieren, was wiederum die Präsenz und das Selbstwertgefühl fördert.

Regulieren über die Atmung

Der Klient konzentriert sich nur auf das Ausatmen, ohne das Einatmen absichtlich zu verändern. Einatmen aktiviert den Sympathikus, Ausatmen den Parasympathikus; das Aktivieren des Parasympathikus hilft, die Stimmung zu beruhigen und den Körper zu entspannen, deswegen liegt der Schwerpunkt der Atemregulation auf dem Ausatmen. Dabei soll nicht voll ein- oder ausgeatmet werden, um Hyperventilation zu vermeiden. Der Atemrhythmus wird ruhig und stabil, ein fließender und natürlicher Übergang zwischen Ein- und Ausatmen wird ermöglicht.

Regulieren über das Denken und Fühlen

Der Klient lässt mit dem Ausatmen alle Gedanken aus dem Kopf abfließen, sodass mit der wegströmenden Kraft des Ausatmens die Gedanken sortiert werden, das Bewusstsein zur Ruhe kommt. Diese indirekte, subtile Arbeitsweise ist ziemlich wirksam: Beim Ausatmen verfliegen die belastenden Gedanken (und Gefühle). Die ausströmende Kraft des Ausatmens wirkt dabei viel effektiver als ein bewusstes Vertreiben der ablenkenden, störenden Gedanken allein.

Diese dreifache Regulation stammt direkt aus der Vorbereitungsarbeit in der klassischen Qigong-Praxis, sie hat sich als ziemlich wirksam für körperliche und psychische Entspannung erwiesen. Der Verfasser ist der Meinung, auch in anderen psychotherapeutischen Verfahren wäre diese Methode zum Einstieg in die Behandlung zu empfehlen. Dem Klienten erlauben, sich mental und körperlich zu entspannen, ihm zu ermöglichen, in Ruhe eigene Probleme zu formulieren und diesen zu begegnen, bietet mehr als einen günstigen Start in jede Form der Psychotherapie.

Von den 10 Schritten der Chinesischen Truhe dienen zwei der dreifach regulierenden Entspannung, was ihren Stellenwert hervorhebt. Im Verlauf der Behandlung mit der Chinesischen Truhe kann man die Häufigkeit der dreifach regulierenden Entspannung auch erhöhen. Beispielsweise, wenn die Stimmung des Klienten schwankt oder wenn Schwierigkeiten den Behandlungsverlauf zum Stocken bringen, kann zusätzlich die dreifach regulierende Entspannung zum Einsatz kommen, um die Stimmung des Klienten zu stabilisieren. Gleichzeitig erhält der Therapeut die Gelegenheit, eine Pause einzulegen, zu überlegen und den Behandlungsrhythmus anzupassen. Die Praxis hat erwiesen, dass bei einigen Klienten allein nach der dreifach regulierenden Entspannung die Beeinträchtigung durch die Symptome deutlich sinkt. Insofern gehört dieser Schritt zur Einführung, er hat jedoch bereits eine therapeutische Wirkung.

4.1.2 Das Ausgangsymptom festlegen

Zur Durchführung der Chinesischen Truhe soll der Therapeut nicht nur die Problemstellung des Klienten klären, sondern dabei auch konkrete psychische und körperliche Symptome herausarbeiten. Zentraler Behandlungsgegenstand der Truhe-Technik ist ein Symbol, das für die psychischen und körperlichen Symptome steht. Erst wenn das Ausgangssymptom definiert ist, ist das zu behandelnde Problem bestimmt. Viele Klienten sind in der Lage, klar ein Problem zu formulieren, das sie lösen möchten, während andere mehr als ein Problem vorbringen. Prinzipiell wird mit der Chinesischen Truhe jedes Mal nur ein Problem, nämlich nur ein Ausgangssymptom behandelt. Wenn es noch mehr gibt, werden diese in den folgenden Sitzungen behandelt.

Das Ausgangssymptom wählen

Die Chinesische Truhe adressiert v. a. Symptome im Sinne negativ erlebter körperlicher und psychischer Empfindungen, unangenehmer Gefühle und Körperwahrnehmungen. Beispielsweise können Ängste, Depressivität, Frust, Wut etc., aber auch Schmerzen, Taubheitsgefühl, Schwere oder Verspannungen zur Behandlung kommen. Die Symptome können eher psychisch oder mehr körperlich bedingt sein, unabhängig davon können sie alle mit der Chinesischen Truhe behandelt werden. Bei der Wahl des Ausgangssymptoms arbeiten Therapeut und Klient zusammen, um die negative Stimmung oder Wahrnehmung auszuwählen, die vorrangig behandelt werden soll.

Die Chinesische Truhe adressiert die psychische Ebene als Angelpunkt, die Technik wirkt durch Veränderung von Bewusstsein, Kognition und Wahrnehmung. Dies macht neben unangenehmen Körperwahrnehmungen besonders negative Stimmungen und Gefühle einer Bearbeitung zugänglich. Wenn es um Schmerzen und andere negative Körperempfindungen geht, ist die Methode vorzugsweise für psychosomatische Beschwerden geeignet. Symptome mit körperlicher Ursache können aber ebenfalls wirksam behandelt werden. Die klinische Praxis hat gezeigt, dass die Chinesische Truhe sogar bei hartnäckigen Schmerzen in Verbindung mit somatischen Erkrankungen erfolgreich eingesetzt werden kann. Der Wirkmechanismus besteht darin, dass sich viele somatische Beschwerden wie von selbst lösen, sobald der Klient (über vertiefende Imagination) in den Zustand konkreten Denkens geführt wird: Konkretes (gegenwärtiges) Denken bezieht Psyche und Körper gemeinsam mit ein, nicht allein die Psyche, auch wenn die Behandlungstechnik bei der Psyche ansetzt.

Es ist zu beachten, dass die Wahl des Ausgangssymptoms kein diagnostischer Prozess ist. Das mit der Chinesischen Truhe behandelte Ausgangssymptom kann von verschiedenen psychischen oder somatischen Störungen ausgehen und wird keinem Krankheitsbild zugeordnet. Zum Beispiel kann ein zu behandelnder dumpfer Schmerz im Oberbauch eine Somatisierungserscheinung von Ängsten oder Depressionen sein, aber auch Zeichen einer Verdauungsstörung. Eine klinische Diagnostik beinhaltet in der Regel das Verständnis der gesamten Krankheitsgeschichte einschließlich Entstehung, Verlauf, Intervention und Prognose, während ein Symptom lediglich die gegenwärtige Störung beschreibt. Die Chinesische Truhe kümmert sich ungeachtet der Diagnose nur um die Symptome. Für den Therapeuten kann es dennoch relevant sein zu fragen, ob der Klient sich einer Diagnostik unterzogen hat, um mehr Informationen zur Verfügung zu haben.

Wichtig ist auch, dass bei der Anwendung der Truhe-Technik ausdrücklich die subjektiv erlebten negativen Empfindungen von den auslösenden Lebensereignissen getrennt werden. Nicht selten klagen Klienten und suchen Hilfe beim Therapeuten, um Lebensereignisse zu bewältigen, die zu negativen Empfindungen geführt haben mögen, nicht aber die negativen Empfindungen an sich. Sie projizieren diese oft ihre eigene negative Empfindung auf das relevante Lebensereignis, verwechseln sie dabei aber mit der Realität. Wenn sie zum Beispiel durch eine Prüfung gefallen sind, klagen sie hauptsächlich, wie ungewöhnlich oder wie zahlreich die Prüfungsfragen gewesen seien. Dass der Klient Subjektives und Objektives durcheinanderbringt, kommt in jeglichem Psychotherapieprozess nicht selten vor. Die Chinesische Truhe greift direkt die negative Empfindung auf, nicht die auslösenden Lebensereignisse – hier wird nochmals betont, dass die beiden auseinanderzuhalten sind.

Die Beeinträchtigung durch die Symptome messen

Nach der Wahl des Ausgangssymptoms ist der Grad der Beeinträchtigung durch dieses Symptom zu ermessen. Es werden dazu 0 bis 10 Punkte vergeben, 0 für beschwerdefrei, 10 für maximale Beschwerden. Die Punkte werden vom Klienten vergeben, seine Einschätzung zählt; diese spiegelt sein subjektives Erleben bzw. seine Bewertung bzgl. der Beeinträchtigung durch die Symptome wider. Manche Klienten vergeben einen Punktwert größer als 10, um die Schwere der Beeinträchtigung hervorzuheben. In diesem Fall soll dem Klienten erklärt werden, dass der größte Wert 10 ist, um die Berechnung und Auswertung zu vereinfachen. Seine aktuelle Empfindung (maximales Leiden) kann hier als 10 definiert werden. Außerdem vergeben die meisten Klienten ganzzahlige Punktwerte, manche ergänzen aber Dezimalstellen, wie 7,3 oder 8,4, was auf eine feinere Wahrnehmung des Klienten hinweist und insofern akzeptiert werden kann. Manche Klienten geben ein Intervall zwischen 7 und 8, 8 und 9 an, dies sollte man ebenfalls als eine Dezimalstelle verstehen und den Klienten fragen, welche Stelle nach dem Komma er damit genau meint. Eine Dezimalstelle reicht vollkommen, es ist nicht nötig, noch genauer zu sein. Falls der Klient mehrere Stellen nach dem Komma angibt, ist dies eher als Hinweis auf seine möglichen zwanghaften Züge zu sehen.

Die subjektiven Schwellenwerte der Beeinträchtigung können sich zwar von Klient zu Klient unterscheiden, die vor und nach der Behandlung vom Klienten genannten Punktwerte spiegeln jedoch die subjektiv erlebte Veränderung wider, sie unterliegen derselben (individuellen) Skalierung des jeweiligen Klienten. Deswegen liefern die subjektiven Schwellenwerte die Grundlage für den Therapeuten, sowohl die Ausprägung der körperlichen und psychischen Beeinträchtigung des Klienten als auch die Wirksamkeit der Behandlung zu evaluieren.

Es ist zu beachten, dass mit der Beeinträchtigung durch die Beschwerden nicht die Ausprägung der Symptome an sich gemeint ist, sondern inwieweit sich der Klient durch die Beschwerden auf körperlicher und psychischer Ebene gestört fühlt. Auch wenn beide in hohem Maße miteinander korrelieren, sind sie nicht gleich. Wenn beispielsweise eine junge Frau an ein, zwei Stellen im Gesicht große Pickel hat, kann sie das ziemlich stark beeinträchtigen, die Klientin kann dies mit 7 oder 8 bewerten. Die gleichen Pickel im Gesicht einer älteren Frau oder eines jungen Mannes würden diese vermutlich nicht so stark stören, der Beeinträchtigungswert läge vielleicht auf 2 oder 3. Dies ist ein Beispiel dafür, dass bei gleichem oder ähnlichem Schweregrad eines Symptoms die damit verbundene Beeinträchtigung ziemlich stark variieren kann. Es gibt auch klinische Fälle, in denen das Symptom sich kaum änderte, die Beeinträchtigung jedoch stark sank. Ein Klient nannte seine Fettleibigkeit als Ausgangssymptom, nach einmaliger Behandlung durch die Chinesische Truhe blieb diese unverändert, während die Selbstablehnung aufgrund seiner Statur von 10 auf 3 sank.

Unmittelbarer Behandlungsgegenstand der Chinesischen Truhe ist das Symbol, das die Beschwerden verkörpert. Kriterium für die Wirksamkeit ist die veränderte Beeinträchtigung durch die Beschwerden. Aus psychologischer Sicht wird erst die Beeinträchtigung durch das Symptom zum Problem, nicht unbedingt das Symptom an sich. Oder anders formuliert, die Beeinträchtigung durch die Symptome entspricht der (subjektiven) Haltung und dem (individuellen) Erleben des jeweiligen Klienten; die Symptome sind Teil der Wahrnehmung, während Haltung und Erleben in einen emotionalen Bereich fallen. Bei der Chinesischen Truhe ist eher die Regulation des emotionalen Bereiches im Fokus. Weil Schweregrad (der Symptome) und Beeinträchtigungsgrad (durch die körperlichen und psychischen Beschwerden) in hohem Maße korrelieren, sind die beiden nicht immer leicht zu unterscheiden. Dem Therapeuten sollte jedoch klar sein, dass das Absinken der Beeinträchtigungspunkte das entscheidende Merkmal für eine erfolgreiche Durchführung der Chinesischen Truhe ist.

Beeinträchtigungsgrad und Symptomwahl

In der Regel wird ein Symptom mit einem Beeinträchtigungsgrad von größer gleich sieben ausgesucht. Es hat sich in der Praxis gezeigt, dass ein Ausgangssymptom mit einem größeren Beeinträchtigungswert sich leichter verändern lässt als eines mit einem kleineren Wert. Beispielsweise ist es viel leichter, einen Wert von acht oder neun auf vier oder fünf sinken zu lassen, als einen Wert von zwei oder drei auf eins oder zwei. Es liegt vermutlich daran, dass das Ausgangssymptom mit dem größeren Wert den Klienten psychisch und körperlich stärker stört. Er will die Beschwerden dringend loswerden und ist in der Therapie motiviert, sodass leicht Effekte zu erzielen sind. Zudem ändert sich das Ausgangssymptom bei kleinerem Wert durch die Behandlung weniger deutlich: Sinkt beispielsweise der Wert von 2 auf 1, ist er auch um 50 % gemindert, die subjektive Empfindung der Differenz ist aber vermutlich weniger spürbar, nicht vergleichbar mit dem Effekt, einen Wert von 10 auf 5 zu senken. Falls kein Ausgangssymptom mit Beeinträchtigungsgrad größer oder gleich sieben vorhanden ist, soll der Wert mindestens größer als fünf sein. Es macht wenig Sinn, ein Ausgangssymptom vom Beeinträchtigungsgrad unter fünf zu behandeln. Allerdings haben Klienten, die sich in Behandlung begeben, meistens Ausgangssymptome vom Beeinträchtigungsgrad größer sieben, denn sonst kämen sie ja nicht.

Die Chinesische Truhe behandelt je Sitzung in der Regel nur ein Ausgangssymptom. Es gibt aber Ausnahmen: Mehrere ähnliche Probleme niedrigeren Beeinträchtigungswerts können gemeinsam behandelt werden. Zum Beispiel kam ein Student in Konflikt mit zwei seiner Zimmerkollegen; seine Ausgangssymptome Wut und Ängste zeigten Werte von drei und vier, zusammen sieben, und konnten so gemeinsam behandelt werden. Angenommen, ein Klient hat zwei Probleme, eins davon der Konflikt mit den Zimmerkollegen, das andere das Scheitern in einer Prüfung. Ausgangssymptome sind ebenfalls Wut und Ängste, jeweils bei drei und vier. Dann könnten sie nicht gemeinsam behandelt werden, da hier zwei Probleme unterschiedlicher Art vorliegen. Warum können nur Probleme gleicher Art gleichzeitig behandelt werden? Weil verschiedene Probleme mit verschiedenen Trägern verbunden sind und die Technik jedes Mal nur einen Träger bewegen kann. Theoretisch können Symbole für Probleme gleicher Art einen gemeinsamen Träger haben, für Symbole unterschiedlich gearteter Probleme ist das aber kaum möglich.

4.1.3 Das Symbol für das Ausgangssymptom intensiv imaginieren

Die Chinesische Truhe ist eine psychotherapeutische Technik, in der ein symbolisches Bild erschaffen und bearbeitet wird. Im ersten Kernschritt wird der Klient angeleitet, das Ausgangssymptom zum Symbol umzuwandeln, was er (der Klient) durch intensive Imagination eines konkreten Gegenstandes tut. Ob das so entstandene Symbol präzise und bildhaft ist, bestimmt unmittelbar die Wirksamkeit der Chinesischen Truhe.

Das Ausgangssymptom zum konkreten Objekt umwandeln / das Symbol gestalten

Das Symbol zu gestalten bedeutet, das Ausgangssymptom symbolisch als konkreten Gegenstand darzustellen, als beliebiges bewegbares Objekt mit physikalischen Eigenschaften wie Stein, Wolken, Eisenkugel, Küchenmesser oder auch als Lebewesen wie Skorpion, Tiger, verwelktes Laub. In der Praxis hat sich gezeigt, dass fast alle vorstellbaren und sichtbaren Objekte als Symbol aufgenommen werden können. Man sollte jedoch Formate vermeiden, die man schwer tragen oder bewegen kann, beispielsweise Berg, Sumpf oder Wildwasser. In solchen Fällen sollte das Symbol mit anderen Methoden flexibel umgewandelt werden. Da das Symbol für die Chinesische Truhe nur in der Imagination existiert, muss es nicht realistisch sein. So kann eine Schachtel teils aus Holz, teils aus Eisen sein, eine Kanne aus Zeitungspapier usw. Imagination bezieht sich zwar auf die Realität, kennt aber keine Grenzen; sie ist anders, bunter, reicher und vielfältiger. Insofern kann das Symbol fürs Ausgangssymptom über die Grenzen der physikalischen Realität hinweg gestaltet werden; es kann eine psychische Realität repräsentieren und ausschließlich auf psychische Konflikte ausgerichtet sein, was die psychotherapeutische Wirkung verstärkt. Die klinische Arbeit zeigt, dass ein Symbol geeignet ist, wenn es das Ausgangssymptom präzise repräsentiert, egal ob es real existiert oder nicht. Ein Symbol aus der eigenen Fantasie zeigt oft sogar bessere Passung und bessere Wirkung.

Das Symbol entsteht nicht als psychische Arbeit des Klienten allein, sondern in einem dynamischen Prozess zwischen Therapeuten und Klienten. In diesem dynamischen Vorgehen gehört es zur Rolle des Therapeuten, zu inspirieren, anzuleiten und zu erkunden. Er stellt aus verschieden Perspektiven und Ebenen Fragen zum Ausgangssymptom und inspiriert dabei den Klienten beim Assoziieren und Imaginieren. So kann dieser nach und nach das Konzept des Ausgangssymptoms durch das konkrete Bild eines Gegenstands ersetzen, kann beispielsweise Schmerzen als Nadelstich oder brennendes Feuer sehen, Schwermut als drückendes Gewicht eines Steins. Im Großen und Ganzen ergibt sich das Symbol durch die suggestive Fragestellung des Therapeuten; das Ziel der Fragen besteht darin, den Klienten soweit anzuregen, dass er spontan das Symbol für sein Symptom als einen konkreten Gegenstand benennt. Er soll weder ins Grübeln verfallen noch direkt gefragt werden, was dem Ausgangssymptom ähnelt. Insofern gehört das Erlernen einer Fragetechnik, die den Klienten zum Symbol leitet, unverzichtbar zur Ausbildung für einen Therapeuten. Dieser Schritt hat allerdings kein festes Muster, er bedarf der Erfahrung und vieler Übung. Jeder Therapeut wird erst durch die Arbeit an eigenen Fällen allmählich seine Ideen und eine eigene Methode entwickeln. Zum Beispiel wird der Klient praktisch oft so angeleitet, dass er das Ausgangssymptom als eine Körperempfindung darstellt. Dann werden die betreffende Körperstelle und der mögliche physikalische Auslöser für die Empfindung konkret erfragt, um das Symbol abzuleiten. Angenommen, der Klient benennt Ängste als seine Ausgangssymptome, gibt auf Nachfrage Migräne als körperliches Symptom an. Wenn weiter gefragt wird, was für einen Schmerz er hat, stechend oder brennend, so wird z. B. eine Nadel oder Feuer als Symbol abgeleitet. Ein erfahrener Therapeut ist in der Lage, zügig und flexibel verschiedene Klienten mit verschiedenen Beschwerden zu befragen, um reibungslos geeignete Symbole abzuleiten.

Das Symbol prüfen und vereinfachen

Präzise und anschaulich soll ein Symbol sein, das sind die Grundanforderungen. In der Anwendung muss ein neu gestaltetes Symbol entsprechend überprüft werden, egal ob es vom Klienten initial kreiert wurde oder auf Anleitung des Therapeuten entstanden ist.

Manche Symbole können das Ausgangssymptom nicht präzise repräsentieren. Prinzipiell soll das Symbol in der Chinesischen Truhe das Ausgangssymptom verkörpern, nicht das auslösende Lebensereignis. Aber nicht wenige Klienten verwechseln das: Sie geben ein Symbol für das Lebensereignis anstelle des Ausgangssymptoms an oder für eine Mischung von beidem. An dieser Stelle muss der

Therapeut beides differenzieren und eine entsprechende Lösung finden. In der Praxis zeigt sich oft, dass das Ausgangssymptom und das dazu führende Lebensereignis eng miteinander verbunden sind; es ist nicht einfach, sie vollständig auseinanderzuhalten. Deswegen sollte der Therapeut in jeder einzelnen Situation neu überlegen, wie differenziert er mit dem jeweiligen Klienten vorgehen möchte. Insbesondere an Klienten, die die Chinesische Truhe zum ersten Mal anwenden, sollte er keine zu hohen Ansprüche stellen.

Zwar ist es prinzipiell sehr wichtig, dass das Symbol das Ausgangssymptom präzise darstellt. Aber auch ein Symbol, das ein Lebensereignis mit einbezieht oder sogar nur das Lebensereignis repräsentiert, kann unter Umständen wirksam bearbeitet werden. Nach »der Bewegung in die Leere« tritt in den meisten Fällen trotzdem ein begrenzter, doch relevanter Effekt ein. In diesem Zusammenhang also, wenn das Symbol nicht präzise das Ausgangssymptom verkörpert, muss der Therapeut genau abwägen, ob ein anders Symbol gestaltet werden soll oder der Übergang zum nächsten Schritt erfolgt. Wenn Therapeut und Klient mit der Chinesischen Truhe wenig vertraut sind, empfiehlt der Verfasser, mit dem nächsten Schritt fortzufahren. Der Therapeut sollte sich allerdings bewusst sein, dass die Behandlung so keinen deutlichen Effekt erzielen wird, und die Erwartung des Klienten entsprechend begrenzen.

Prägnant heißt klar und eindeutig. Manche Klienten bringen ziemlich komplizierte Symbole mit, die mehrere Gegenstände beinhalten. Hier sollte der Therapeut den Klienten anleiten, einen Schwerpunkt zu wählen und das Symbol erneut zu gestalten; die übrigen Themen werden in der nächsten Sitzung behandelt. Wenn beispielsweise ein Klient einen mehrere Gegenstände aufwirbelnden Tornado als Symbol angibt und auf Nachfrage ein Tisch als größter Gegenstand genannt wird, wird mit dem Tisch als Symbol begonnen. Im vorherigen Abschnitt »das Ausgangssymbol wählen« ist bereits erwähnt, dass die Chinesische Truhe grundsätzlich nur ein Ausgangssymptom je Sitzung behandelt. Auf der Ebene des Symbols darf es entsprechend nur ein konkretes Objekt geben.

Das Symbol intensiv imaginieren

Der Unterschied zwischen Cunxiang und Imaginieren liegt in der jeweiligen Intensität (vgl. Kap. 1). Beim Gestalten des Symbols kann zunächst auch die im Alltag übliche Vorstellungskraft zum Einsatz kommen, nämlich Imagination im Rahmen des bildhaften Denkens. Bei der Chinesischen Truhe wird das bereits entstandene Symbol vertiefend imaginiert und so vom Wahrnehmungsbild zum Objektbild verarbeitet. Es geht dabei vom bildlichen Denken zum konkreten Denken über, d. h. über die Imagination hinaus in die intensive/vertiefende Imagination, Cunxiang. Aus dem bildlichen Denken entstehen Wahrnehmungsbilder, aus dem konkreten Denken Objektbilder. Wahrnehmungs- und Objektbild unterscheiden sich in ihrer Klarheit und Konkretheit. Beispielsweise entspricht das Bild der Mutter beim Denken im wachen Zustand einem Wahrnehmungsbild, das Bild der Mutter im Traum hingegen einem Objektbild. Ein Wahrnehmungsbild ist die Erinnerung an eine Wahrnehmung aus der Vergangenheit, ein Objektbild beschreibt die Bildwahrnehmung in der Gegenwart. Imagination im Sinne der Verwendung des Begriffs in der Psychologie weckt oft ein Wahrnehmungsbild, während Cunxiang in der traditionellen östlichen Trainings- und Meditationspraxis die Entstehung eines Objektbilds anstrebt. Das Wahrnehmungsbild des Symbols zum Objektbild zu vertiefen, darin liegt der Schlüssel, um es bildhaft vor Augen führen zu können. In der Fachsprache der Denkpsychologie ist das Wahrnehmungsbild ein Medium des bildlichen Denkens, ein Objektbild ein Medium des konkreten Denkens. Im Prozess, ein Symbol zu gestalten, wird ein Wahrnehmungsbild in ein Objektbild überführt, vom bildlichen Denken ins konkrete Denken. Da in diesem Handbuch der Schwerpunkt auf der praktischen Anwendung liegt, wird der theoretische Hintergrund hier nur verkürzt dargestellt.

Wie kann man nun das mit dem Klienten frisch erarbeitete Bild des Symbols von einem Wahrnehmungsbild in ein Objektbild verwandeln? Bei der Chinesischen Truhe wird dies durch das Stellen weiterer Fragen realisiert. Diese gehen hier in eine etwas andere Richtung als im Abschnitt »Symbol gestalten« mit der klaren Zielsetzung, das Bild des Symbols im Verlauf des Fragens und Antwortens allmählich deutlicher, konkreter und schließlich plastisch werden zu lassen. Es sind hauptsächlich zwei Strategien, die einem Therapeuten dabei zur Verfügung stehen: Fragen zu Details und Fragen zu Sinneswahrnehmungen. Bei Fragen zu Details werden suggestive Fragen zu möglichst vielen Einzelheiten des Symbols aus verschiedenen Blickwinkeln formuliert. Wenn es zum Beispiel um einen Holzkoffer geht, kann man abgesehen von Farbe und Form im Gesamten und von innen und außen noch Folgendes fragen: ob er Eckenschoner hat, wenn ja, aus welchem Material, Kupfer oder Eisen, ob sie rund oder kantig sind, neu oder alt, ob sie lackiert sind, verrostet etc. Man kann noch fragen, wo der Koffer hergestellt ist, ob er ein Logo hat und in welcher Sprache. Kurz, man kann unzählige Einzelheiten erfragen. Je tiefer ins Detail die Fragen gehen, umso klarer und konkreter hebt sich das Bild des Koffers ab. Bei Fragen zu Sinneswahrnehmungen werden verschiedene Sinneskanäle mit einbezogen, seien sie optisch, akustisch, olfaktorisch, taktil oder geschmacklich; mindestens drei Kanäle werden befragt. Um beim Beispiel Holzkoffer zu bleiben: Man kann die optische Wahrnehmung bezüglich Form, Größe, Farben befragen, den Tastsinn, ob sich etwas rau oder glatt, kühl oder mild anfühlt, den Geruchssinn, ob er nach Naturholz oder Lack riecht, etc. Durch derart suggestive Fragestellungen wird die Wahrnehmung auf verschiedenen Sinneskanälen geweckt, sodass das Bild des Symbols immer plastischer und mehrdimensionaler wird.

Theoretisch kann man unzählige Fragen beider Arten stellen, in der Praxis kann man aber nicht endlos fortfahren. Wie viele Fragen gestellt werden, wie detailliert sie sein sollten, hängt davon ab, wie der Therapeut die Beschwerden des Klienten und das sich abzeichnende Symbol versteht, einschätzt und mitfühlt. Wenn er der Meinung ist, dass das Symbol die Symptome ausreichend repräsentiert, dass es ausreichend für den folgenden Behandlungsprozess ist, kann er aufhören zu fragen und diesen Schritt beenden.

Das Entstehen/Gestalten, Differenzieren oder Vereinfachen des Symbols sowie der Prozess des intensiven Imaginierens überschneiden sich häufig, inspirieren und vervollständigen sich gegenseitig. Die Reihenfolge ist nicht streng definiert, die Vorgänge können sich parallel entwickeln oder miteinander verflochten sein.

4.1.4 Den Träger für das Symbol intensiv imaginieren

Nachdem ein plastisches, bildhaftes Symbol für die Beschwerden entstanden ist, braucht es einen geeigneten Träger, in den es hineinpasst. Der Träger beherbergt das Symbol; die Entwicklung des Trägers zeugt davon, dass das Symbol sicher abgelegt, vom Klienten getrennt und fortgebracht werden kann. Der Träger bietet dem Symbol gleichzeitig Schutz, sodass es in der folgenden Bewegung nicht von äußeren Faktoren gestört und präzise bearbeitet wird. Deswegen ist das sorgfältige Gestalten des Trägers absolut unentbehrlich.

Den Träger gestalten / entstehen lassen

Im Sinne der Psychotherapie symbolisiert der Träger die Fähigkeit des Klienten, seine eigenen Probleme zu tragen und zu steuern. Dies ist Voraussetzung und innere Ressource, um im Folgenden das Problem zu lösen. Bei manchen Klienten verläuft die Entstehung des Symbols reibungslos, das Symbol wird konkret und plastisch, während es für sie schwierig ist, einen Träger zu gestalten. Sie können sich nicht einmal einen Träger vorstellen. Dies spricht dafür, dass die Voraussetzung für das Problemlösen noch nicht gegeben ist oder seine inneren aktiven, positiven Ressourcen noch nicht ausreichen. In der Fachsprache der TCM spricht man von mangelnder »aufrechter Energie«.

Um den Träger entstehen zu lassen, bedarf es ebenfalls einer geschickten, hinleitenden Fragestellung durch den Therapeuten. Andererseits, da das Symbol bereits vorhanden ist, sollte die Anleitung zum Finden des Trägers relativ einfach sein und sich von alleine ergeben. Zum Beispiel kann der Therapeut, wenn das Symbol fertig gestaltet ist, den Klienten auf natürliche Art und Weise fragen, wo er es aufbewahren würde. Er kann dazu erklären, dass das Symbol im nächsten Schritt bewegt wird und deshalb so sicher abgelegt werden sollte, dass es nicht während der Bewegung umkippt oder verstreut wird. Dazu werde ein passender Behälter, Träger oder Ähnliches gebraucht. Dieser Hinweis kann von den meisten Klienten akzeptiert und umgesetzt werden. Ein kleiner Teil der Klienten braucht mangels »aufrechter Energie« mehr Unterstützung vom Therapeuten, Zugang zu seinen inneren Ressourcen zu finden, damit ein passender Träger gefunden und gestaltet werden kann. Der genaue Ablauf wird im nächsten Schritt beleuchtet.

Der Träger muss wie das Symbol nicht real existieren, sondern kann auch nur vorübergehend in der Vorstellung vorhanden sein. Wie ein multifunktionaler Transporter in Größe einer Zigarettenschachtel, der in allen Elementen – zu Wasser, auf dem Land und in der Luft – sowie außerirdisch frei fliegen kann. Wenn ein Symbol kein realer Gegenstand ist, gilt das meistens auch für den Träger; Ausnahmen sind möglich. Wenn hingegen das Symbol real ist, sein multifunktionaler, robuster Träger jedoch nicht, kann dies darauf hinweisen, dass dem Klienten starke innere Ressourcen zur Verfügung stehen, die er frei und flexibel einsetzen kann.

Den Träger überprüfen, verändern oder austauschen
Ähnlich wie das Symbol wird auch der Träger auf seine Passung mit dem Symbol überprüft. Ein passender Träger ist in der Regel an Volumen, Gewicht und Stärke größer als das Symbol. In der Praxis kommen zwei Arten von Nichtübereinstimmung vor: Erstens, das Ausmaß des Trägers geht weit über den Bedarf für das Symbol hinaus; zweitens, das Ausmaß ist zu schwach für das Symbol. Sollte einer der beiden Fälle, insbesondere der letzte, zutreffen, erwägt der Therapeut, den Klienten beim Reparieren oder Austauschen zu unterstützen. Wenn zum Beispiel das Symbol ein schwerer Stein mit scharfen Ecken ist, der Träger eine alte Papiertüte, ist diese Papiertüte offensichtlich nicht fest genug für den schweren Stein mit scharfen Ecken; sie wäre höchstens zum Einwickeln geeignet; unter der Bewegung würde die Tüte sehr wahrscheinlich kaputtgehen und der Stein herausfallen. Hier kann man den Klienten fragen, ob ein Holzkasten oder eine andere feste Verpackung als Alternative denkbar wäre, damit der Bewegungsprozess sicher und reibungslos ablaufen kann.

Wie bereits erwähnt, symbolisiert der Träger die Fähigkeit des Klienten, das Problem zu tragen und zu steuern, und diese wurzelt in seinen positiven inneren Ressourcen. Der erste Fall von Nichtübereinstimmung – der Träger ist überdimensioniert in Bezug auf das Symbol für die Beschwerden – weist auf ausreichende Fähigkeiten des Klienten zur Problemlösung hin; es ist wahrscheinlich, dass die Behandlung sich positiv auswirkt, auch wenn er seine Ressourcen verschleudert. Hier kann man den Träger entsprechend justieren und dennoch verwenden, das schadet nicht. Ausgenommen, der Träger ist übermäßig groß und schwer zu bewegen. Dann wird man dem Klienten vorschlagen, ihn entsprechend zu verkleinern. Im Fall der zweiten Nichtübereinstimmung – Mangel an »aufrechter Energie« des Klienten – soll der Klient Anregung erhalten, den Träger zu reparieren oder auszutauschen, um die »aufrechte Energie« zu stärken. Beispielsweise kann statt der Papiertüte ein Holzkasten oder Eisenkäfig verwendet werden. Die Alternative muss aber vom Klienten kommen, sie darf nicht vom Therapeuten in ihn hineingelegt werden. Die Aufgabe des Therapeuten ist nur, zu inspirieren; diese Grenze darf er nicht überschreiten.

Den Träger intensiv imaginieren

Ähnlich wie im Prozess zur vertiefenden Imagination des Symbols (vgl. Abschnitt »Symbol imaginieren«) werden auch hier wiederholt und sorgfältig suggestive Fragen zu verschiedenen Details und Sinneswahrnehmungen gestellt. Der Träger wird sich im Verlauf der Kommunikation zwischen Therapeut und Klient allmählich plastisch und eindrucksvoll vor dem Hintergrund abheben, sich vom Wahrnehmungsbild zum Objektbild entwickeln.

Auch hier sind Entstehen, Überprüfen, Austauschen des Trägers sowie der Prozess des intensiven Imaginierens häufig miteinander verwoben. Die Reihenfolge ist nicht streng definiert; Vorgänge können sich parallel entwickeln oder sich überschneiden.

4.1.5 Protokoll A ausfüllen

Um die Selbsteinschätzung und die bildliche Darstellung des Symbols vor der Therapie festzuhalten, wird Protokoll A ausgefüllt. Das Markieren und das Aufzeichnen des Protokolls soll der Klient selbst erledigen, nicht der Therapeut oder andere für ihn, denn sonst wäre die Genauigkeit nicht gewährleistet, die Information käme nicht aus erster Hand. Wenn die Behandlung über Telefon oder Video stattfindet, soll das Protokoll dem Klienten, wenn möglich, geschickt oder gemailt werden; wenn nicht, soll der Klient Papier und Stift zum Schreiben zur Hand haben und dem Therapeuten das Protokoll nach der Behandlung zuschicken.

Am besten ist es, einen dokumentenechten Stift zu benutzen, um verschwommenen Schriften vorzubeugen und das Protokoll als Akte aufbewahren zu können; ein Bleistift ist nicht geeignet.

Den Beeinträchtigungsgrad markieren

Der Klient markiert den Beeinträchtigungsgrad durch die Beschwerden auf der Skala im Protokoll A. Wenn er eine Dezimalstelle einfügen möchte, kann zwischen zwei Markierungen eine konkrete Zahl eingetragen werden.

Das Symbol und den Träger aufzeichnen

Der Klient wird gebeten, das Symbol und den Träger im Protokoll A an den entsprechenden Stellen aufzuzeichnen. Zudem sind jeweils drei bis fünf Kerneigenschaften, wie Farbe, Gewicht, Geruch etc., nach subjektiver Einschätzung des Klienten zu notieren. Wenn er noch etwas zu ergänzen hat, kann er es neben den Bildern aufschreiben. Das Protokollieren soll nicht länger als 10 Minuten dauern. Je detaillierter das Symbol und der Träger innerhalb dieses Zeitfensters aufgezeichnet werden, umso besser. Die meisten Klienten schaffen es innerhalb von 5 Minuten.

4.2 Dynamische Phase

Die dynamische Phase stellt eine Vertiefung, Verstärkung und Aktivierung der statischen Arbeit dar. Sie prozessiert das Material, das in der statischen Phase vorbereitet wurde. Wenngleich die statische Arbeit ebenfalls eine therapeutische Bedeutung hat, manifestiert sich die Wirkung der Chinesischen Truhe hauptsächlich in der dynamischen Arbeit.

Hier wird in vertiefender Imagination mit Symbol und Träger interveniert und Veränderung herbeigeführt, hauptsächlich durch Reinigung und Bewegung. Symbol und Träger repräsentieren einerseits das Problem, andererseits die Fähigkeit, dieses zu tragen und zu steuern. Intervention und Veränderung haben auf dieser Ebene einen unmittelbaren Effekt auf die Wirksamkeit der Therapie. Mit anderen Worten: hier genau liegt der wirksamste Hebel der Chinesischen Truhe, um das Problem anzugehen und zu lösen.

4.2.1 Dreifach regulierende Entspannung

Der Ablauf ist wie im Abschnitt 4.1.1 beschrieben.

Das Vorgehen entspricht dem in der statischen Phase, hat jedoch eine andere Funktion. Im ersten Schritt der statischen Phase wird die Beruhigung des Klienten angestrebt, als Übergang vom Alltag zur Bereitschaft für die Behandlung. Hier wiederum wird im Therapieverlauf eine Pause für den Klienten eingelegt. Sie dient der Vorbereitung und dem Übergang von der statischen in die dynamische Phase.

4.2.2 Das Symbol in den Träger legen

Symbol und Träger auf Sauberkeit prüfen und reinigen

Dieser Schritt erscheint nicht so wichtig, er wird vom Anfänger sogar leicht ignoriert; er ist jedoch nicht beliebig, sondern spielt eine wichtige Rolle. Er lädt den Klienten ein, damit zu beginnen, sich aktiv zu beteiligen und den Träger mit dem Symbol zu verändern. Der Schritt ist Übung und Vorbereitung für die dynamische Arbeit, gleichzeitig beginnt bereits hier die Therapie durch die aktive Mitarbeit des Klienten zu wirken. Nicht selten leiden die Klienten schon deutlich weniger, wenn sie diesen Schritt durchgeführt haben.

Prüfen heißt hier, genau zu betrachten. Zuerst wird der Klient angeleitet, das Symbol sorgfältig anzusehen und nach Fremdbestandteilen oder Verschmutzungen zu schauen, von oben nach unten, links und rechts, in jeder Ecke, von vorne, hinten und kopfüber. Der Klient wird gebeten, jede unreine Stelle genau zu beschreiben. Danach soll er das Symbol imaginär auf die für ihn geeignete Art und Weise reinigen. Dabei können alle möglichen Werkzeuge zum Einsatz kommen: Putzlappen, Handtuch, Besen, Wassersprüh- und Hochdruckpistole oder Raumluftfilter etc. Mit einem Wort, sei es Trocken-, Nass- oder chemische Reinigung, egal was, alles ist möglich. Wenn das Symbol fertig gereinigt ist, wird der Träger ebenso betrachtet und gereinigt, sorgfältig und gewissenhaft. Sollte dieser ein Gefäß sein, sind sowohl Innen- als auch Außenseite zu reinigen, insbesondere in den Ecken und Rissen. Außerdem ist zu beachten, dass in diesem Schritt Symbol und Träger noch getrennt behandelt werden, sprich: das Symbol noch nicht in oder auf dem Träger gelagert wird.

Der therapeutische Sinn dieses Schrittes ist, sowohl die Genauigkeit und Prägnanz des Symbols als auch die Passung des Trägers in den Feinheiten zu verstärken. Der Klient wird durch die konkrete Handlung in seiner Autonomie und Steuerfähigkeit bzgl. der Probleme, in seiner Selbstwirksamkeit gestärkt, indem er das Symbol in die Hand nimmt und zu bearbeiten beginnt, die Krümel und den Schmutz darauf entfernt. Die gleiche Intervention am Träger bestärkt den Klienten ebenfalls im Begreifen und Anwenden seiner Problemlösungsfähigkeit.

Sei es das Abwischen mit dem Lappen, das Abstauben mit dem Wedel oder das Fegen mit dem Besen: Gewöhnlich wird der Klient zum Reinigen von Symbol und Träger nur durch die Frage nach dem Werkzeug angeregt. Sprachlich werden dabei Verben vermieden, die genaue Art der Reinigung wird weder beschrieben noch erfragt; der Klient handelt selbstständig.

Der zentrale Schritt in der dynamischen Arbeit liegt darin, die imaginären Gegenstände zu bewegen. Es ist effektiver, (auch) diesen Prozess dem Unbewussten des Klienten zu überlassen; wenn die Vorgehensweise sehr genau beschrieben ist, rutscht die Bewegung zu sehr ins Bewusstsein, und die Kreativität des Unbewussten kann sich nicht mehr so leicht entfalten.

Das Symbol in den Träger legen

Nach der Reinigung wird das Symbol in den Träger gelegt. Dieser Schritt vermittelt ein Gefühl von einem Ritual, symbolisiert die offizielle Trennung des Klienten von seinem Problem – das von nun an eine andere Zugehörigkeit hat. Deswegen ist dies ein zentraler Schritt, um Wirksamkeit zu erzielen. Nicht selten fühlt sich ein Klient erleichtert, nachdem er das Symbol abgelegt hat; die Beschwerden werden sofort gelindert, sodass er die folgende Behandlung nicht mehr fortführen möchte. Im psychotherapeutischen Sinne heißt das, dass das Problem nicht mehr zum Klienten gehört, sobald das Symbol auf den Träger verlagert wird; es existiert nicht mehr als Teil des Subjekts, sondern ist zum Objekt gemacht, externalisiert worden, sodass allein dieser Schritt eine Wirkung zeigt.

Für manche Klienten befindet sich das Symbol im Körper. In diesem Fall muss der Therapeut den Klienten unterstützen, eine Lösung zu finden, um auf eine naheliegende Art und Weise das Symbol aus dem Körper herauszuholen und in den Träger zu verlagern. Sonst wird er nicht nur daran scheitern, den Klienten von seinem Problem zu distanzieren, die folgende Bewegungsaktion wird ebenfalls beeinträchtigt. Den Prozess »Trennen und Ablegen« vollendet man am besten unauffällig. Man fragt beispielsweise lediglich, ob das Symbol herausgeholt worden ist, ob es sicher abgelegt worden ist, aber nicht nach dem genauen Ablauf, sodass der Klient den Eindruck behält, all dies verlaufe selbstverständlich, er müsse nicht bewusst daran arbeiten. Wenn der Klient allerdings nicht weiß, wie er das Symbol herausholt, muss der Therapeut ihn unterstützen und anleiten. Beispielsweise kann er dem Klienten mitteilen, in der vertiefenden Imagination würde eine Operation, durch die das Symbol herausgeholt wird, weder wehtun noch den Körper verletzen. Wie dies konkret ablaufen kann, ist bereits in den Fallbeispielen im Kapitel 3 beschrieben und wird an dieser Stelle nicht mehr wiederholt. Zusammenfassend soll der Therapeut um die Wichtigkeit dieses Schrittes gut Bescheid wissen. Er muss die Umsetzung sicherstellen, damit das Symbol vom Klienten getrennt und an den Träger abgegeben wird.

Darüber hinaus reicht es nicht, das Symbol nur zu verlagern; es muss sicher abgelegt werden und der Träger muss das Symbol komplett aufnehmen können. Nur wenn alles »in trockenen Tüchern« ist, kann der Klient das Problem erleichtert und mit Zuversicht loslassen. Wenn zum Beispiel ein Stein in einer Holzkiste abgelegt worden ist, wird zuerst gefragt, ob der Stein ganz hineinpasst, ob der Innenraum der Kiste groß genug ist. Wenn ja, muss weiter gefragt werden, wie der Raum zwischen Stein und Kistenwänden behandelt werden soll, ob er mit passenden Materialen gefüllt werden muss. Dem Klienten wird mitgeteilt, dass der Stein bei Bewegung wackeln, anstoßen, umherkullern könnte, wenn der Zwischenraum nicht ordentlich aufgefüllt würde, und dass er nicht stabil liegen bleiben würde. Das Füllmaterial bestimmt der Klient, der Therapeut kann Vorschläge machen wie Styropor, Holzsplitter, zerknülltes Papier etc. Es wird genau nach allen Details des Füllmaterials gefragt, nach Konsistenz, Farben, Gewicht etc. Wichtig ist, auch das Füllmaterial von einem Wahrnehmungsbild in ein konkretes Bild zu verwandeln.

Den Träger verschließen oder befestigen

Wenn der Klient das Symbol im Träger abgelegt hat, wird er gefragt, ob der Träger von außen verschlossen oder befestigt worden ist. Der Träger mit dem Symbol drin kann beispielsweise mit verschiedenen Schlössern verriegelt, mit Seilen oder Eisendraht verschnürt oder durch Löten befestigt werden. Die Schlösser, Seile, Drähte etc. werden ebenfalls suggestiv durch detaillierte und auf Sinneswahrnehmungen bezogene Fragen herausgearbeitet und zu objektiven Bildern umgewandelt. Dieser Schritt bestärkt den Klienten in seinem Durchhaltevermögen und seiner Steuerungsfähigkeit bzgl. des Problems. Es ist bereits mit seinen inneren Ressourcen für die Problemlösung in Zusammenhang gebracht, was den Weg für die weitere Behandlung mit der Chinesischen Truhe bahnt.

Unter den oben genannten drei Schritten bildet »Ablegen« den Kernpunkt; »Reinigen« und »Befestigen« bereiten das Ablegen des Symbols in den Träger vor und nach. Sie unterstützen so die erfolgreiche Erfüllung der Hauptaufgabe.

4.2.3 Den Träger mit dem Symbol bewegen

Das Bewegen des Trägers mitsamt Symbol ist der Kernschritt, in dem sich die therapeutische Wirkung der Chinesischen Truhe entfaltet. »Bewegen« und »in die Leere kommen« sind zwei entscheidende Mittel, um die Therapieziele zu erreichen.

Der Klient wird zum Bewegungsvorgang wie folgt aufgefordert:

1) Alle Bewegungen finden (imaginär) der Nase nach geradeaus im zentralen Sichtfeld statt; nur vor und zurück, nicht in irgendeine andere Richtung.
2) Während der Bewegung soll der Klient nur den mit dem Symbol beladenden Träger wahrnehmen, es sollen keine anderen Gegenstände oder Landschaften im Sichtfeld auftauchen. Sollte doch etwas sichtbar werden, wird dem keine Aufmerksamkeit geschenkt.
3) Die Augen sollen üblicherweise während des gesamten Vorgangs geschlossen bleiben, bei Bedarf kann der Klient aber auch mit offenen Augen die Übung verfolgen.
4) Die in Metern angepeilte Entfernung während der Bewegung bezieht sich auf den jeweils individuell geschätzten, psychischen Abstand, dieser kann von der tatsächlichen physikalischen Entfernung deutlich abweichen. Der Therapeut soll sich an den vom Klienten angegebenen Abstand anpassen und ihn akzeptieren, als Möglichkeit, sich in ihn einzufühlen.

Die Anleitung der Bewegung erfolgt folgendermaßen:

1) Der Therapeut soll klar, entschlossen und direkt anleiten; die Stimme muss nicht laut sein, aber fest und kräftig. Außerdem werden in den Anweisungen keine Verben benutzt, nur Maßangaben wie 1 Meter, 10 Meter, 25 Meter. Während der Bewegung im Sichtbaren reicht es auch, nur die Zahlen, wie 20, 50, 100, ohne Einheit zu nennen. Es werden ganze Zahlen angegeben, keine Dezimalstellen. Nur dann, wenn der zu bewegende Gegenstand sehr klein ist und die weiteste Entfernung nicht weiter als 10 Meter beträgt, ist abzuwägen, eventuell eine Stelle nach dem Komma zu nutzen, z. B. 3,5 Meter. Bei Vor- oder Rückwärtsbewegung werden meistens runde oder halbrunde Abstände wie 5 oder 10 Meter vorgegeben, selten Angaben wie 11, 12, 17, 18 etc. Da die Einschätzung der psychischen Entfernung ziemlich grob ist, kann der Klient bei zu fein gewählten Abständen zwischen zwei Entfernungen keinen signifikanten Unterschied wahrnehmen.
2) Wenn der Therapeut dem Klienten die Entfernung vorgegeben hat, wartet er die Rückmeldung des Klienten auf sein Kom-

mando ab, um sich der Umsetzung zu vergewissern. Hierfür wird im Vorfeld ein Zeichen mit dem Klienten vereinbart, etwa ein Kopfnicken oder ein Fingerzeichen. Ein Beispiel für eine solche Vereinbarung: Wenn der Klient das Kommando hört, bringt er in der Vorstellung den Gegenstand auf die genannte Entfernung; wenn er den Gegenstand dort klar sieht, nickt er mit dem Kopf.

Der Bewegungsprozess wird in drei Teilschritten durchgeführt, denen verschiedene Entfernungen zugeordnet sind.

Warm-up

Die Bewegung beginnt direkt vor der Nase, üblicherweise in unmittelbarem Abstand von einem bis drei Metern. Die Entfernung, die der zu bewegende Gegenstand, der Träger, dabei zurücklegt, steht jeweils mit seiner Größe im Verhältnis. Angenommen, der mit dem Symbol beladene Träger sei ein Flugzeugkreuzer, dann würde man ihn nicht 1 bis 3 Meter, sondern ca. 1 bis 3 Kilometer bewegen.

1) Der Klient wird gebeten, sich in vertiefender Imagination den Träger mit dem Symbol direkt vors Gesicht zu holen, für einen Augenblick innezuhalten und ihn zu fokussieren.
2) Der Klient wird angewiesen, den Träger in gerader Richtung (wie oben beschrieben) von sich weg auf einen Meter, drei Meter und wieder einen Meter Entfernung zu bewegen; nach jeder Bewegung wird eine Pause eingelegt. Im Anschluss wird der Träger vors Gesicht zurückgeführt. Das wird ein-, zweimal wiederholt. Danach kann man den Klienten nach Körperwahrnehmungen fragen. Fühlt er sich durch das Fortbewegen des Gegenstands erleichtert, spricht das für einen möglichen Therapieerfolg.

Bewegung im Sichtbaren

Der Gegenstand wird geradeaus auf unterschiedliche Entfernungen im Bereich des Sichtbaren vor- und zurückbewegt.

1) Den Träger zunächst drei- bis fünfmal bewegen; danach wird der Klient gefragt, ob es für ihn eine optimale Entfernung gibt; im Anschluss noch ca. zehnmal bewegen, beispielsweise auf 1 Meter, 5 Meter, 10 Meter, 5 Meter, 10 Meter, 20 Meter (optimale Entfernung), 30 Meter, 20 Meter, 10 Meter, 1 Meter.

»Optimale Entfernung« meint den Abstand des Gegenstands, mit dem der Klient sich »stimmig«, am wohlsten fühlt – es wäre in Ordnung für ihn, den Gegenstand dort zu lassen. Wenn er eine optimale Entfernung benennen kann, sind zwei Erklärungen denkbar: Erstens, das Symbol ist nicht präzise genug, d. h., es symbolisiert nicht vollständig die negative Empfindung und beinhaltet zusätzlich bestimmte Elemente, die zurückzuhalten und schwer loszulassen sind. Zweitens, manche Probleme sind nicht komplett lösbar, sind teilweise beizubehalten: Konflikte zwischen Angehörigen zum Beispiel oder Prüfungsängste etc. Würde bei Prüfungsängsten der Beeinträchtigungsgrad auf null gesenkt, könnte das bei der Präsentation der Leistung sogar von Nachteil sein. Geringgradige Ängste mit Werten von eins oder zwei helfen eher dabei, gewöhnliche bis außergewöhnliche Leistung vorzubringen. In diesem zweiten Fall liegt die optimale Entfernung oft sehr weit weg.

Wenn die optimale Entfernung eher nah liegt, weist das meistens darauf hin, dass das Symbol zu unpräzise ist. In diesem Fall ist abzuwägen, ob das Symbol umgestaltet werden sollte. Dies würde allerdings bedeuten, vor dem Hintergrund eines Fehlschritts einen neuen Anlauf zu nehmen. Therapeut und Klient sind möglicherweise frustriert, außerdem kostet das Umgestalten zusätzlich Zeit und ist kaum innerhalb einer Sitzung abzuschließen. Es ist also nicht um jeden Preis zu empfehlen. In den meisten dieser Fälle kann die Chinesische Truhe dennoch fortgeführt werden, der Therapeut muss sich nur klar sein, dass der Therapieerfolg evtl. darunter leidet.

Die Frage nach der optimalen Entfernung ist also hilfreich, um die Genauigkeit des Symbols zu beurteilen, sie ist deswegen unentbehrlich.

2) Ca. 10 weitere wiederholte Bewegungen, damit der Klient die maximale sichtbare Entfernung definieren kann, beispielsweise auf 1 Meter, 10 Meter, 30 Meter, 20 Meter, 50 Meter, 100 Meter (entferntester Punkt), 50 Meter, 30 Meter, 10 Meter, 20 Meter, 10 Meter, 1 Meter. Die maximale Entfernung ist der fernste Punkt, an dem der Klient den Träger gerade noch als winzigen Fleck sehen kann. Jenseits dieses Punktes verschwindet dann der Träger und wird unsichtbar. So bildet der fernste Punkt die Schwelle zwischen der Bewegung im Sichtbaren und der jenseits des Sichtbaren, nämlich den Übergang vom »Vorhandensein« ins »Nichts«. Jenseits der weitesten Entfernung

tritt der Klient in die Leere ein und kommt damit zum nächsten Schritt in der Behandlung.

Hier ist es unbedingt wichtig, den Klienten aufzufordern, einen klaren maximalen Fernpunkt anzugeben; Mehrdeutigkeit, Unklarheit, Ambiguität werden nicht akzeptiert. Nur so wird die Schwelle vom Sichtbaren zum Unsichtbaren betreten. Wenn nötig, wird ein-, zweimal wiederholt, um den klaren Fernpunkt sicherzustellen.

Bewegung jenseits des Sichtbaren

Jenseits der weitesten Entfernung wird der Träger verschwinden; es beginnt die Bewegung jenseits des Sichtbaren.

1) Zum Beispiel: Bewegung auf 1 Meter, 10 Meter, 30 Meter, 20 Meter, 50 Meter, 100 Meter (weiteste Entfernung), 50 Meter, 1000 Meter, 500 Meter, 10 000 Meter.
2) Ein bis drei Minuten auf 10 000 Metern verweilen, innehalten, ausruhen, den Zustand ohne Wünsche, Interessen und Bedürfnisse spüren, »in die Leere kommen«.
3) Den Träger von 10 000 Metern nach und nach zurückholen, beispielsweise von 10 000 Metern auf 1000 Meter, 100 Meter, 500 Meter, 100 Meter, 20 Meter, 10 Meter, 3 Meter, 10 Meter, 3 Meter, 1 Meter und wieder zurück vor die Nase.

Theoretisch kann die Bewegung jenseits des Sichtbaren bis unendlich weit sein, sie kann beispielsweise 1000 Meter, 10 000 Meter, Dutzende, Hunderte oder Zehntausende Kilometer sein. Normalerweise wird aber auf Ausdrücke wie »unendlich« oder »im Weltall« verzichtet, da durch eine solch unkonkrete Beschreibung der Klient das Gespür für den Abstand verlieren könnte – sie würde ihm nicht helfen, die Distanz zum Gegenstand zu vergrößern. In der Bewegung jenseits des Sichtbaren ist der Gegenstand nicht mehr zu sehen; im Bewusstsein des Klienten existiert kein Bild vom sich bewegenden Gegenstand mehr; so ist die Bewegung in diesem Stadium eine gedankliche Aktivität ohne Bild.

Wenn Bewegungen jenseits des Sichtbaren ein paar Mal probiert worden sind und der Klient dem Therapeuten bestätigt hat, dass er keinen Gegenstand mehr sieht, stellt ihm der Therapeut zwei Fragen.

Frage eins: »Ist der Träger mit dem Symbol noch spürbar vorhanden, auch wenn er nicht mehr sichtbar ist?« Wird verneint, hat der

Klient den Leere-Zustand erreicht. Wird bejaht, folgen Bewegungen in großen Sprüngen, bis der Leere-Zustand erzielt wurde.

Frage zwei: »Wünschst du dir, dass der Träger wieder zurückkommt?« Wird bejaht, folgt der Schritt »Zurückbewegung«; ansonsten wird der Schritt »Leere erleben« eingeleitet.

Die psychotherapeutische Bedeutung der ersten Frage ist folgende: Nimmt der Klient den Träger auch im Unsichtbaren wahr, kann das heißen, dass er noch an dem Symbol hängt. Das wiederum bedeutet, dass das Symbol nicht präzise genug ist oder dass das Problem nicht komplett aufgelöst werden kann – ähnlich wie bei der »optimalen Entfernung«; der Klient hängt jedoch an dieser Stelle schon viel weniger am Symbol bzw. an den Beschwerden. Die Bedeutung der zweiten Frage ist ähnlich: Möchte der Klient den Träger (samt Symbol) zurückholen, hängt er noch ziemlich stark an den Beschwerden, andernfalls kann er das Problem loslassen. Wenn das Symbol sehr präzise gewählt ist, verkörpert es genau die negativen Emotionen und Empfindungen, die der Klient loslassen möchte. Beide Fragen werden dann mit »Nein« beantwortet.

Die Leere erleben

Sobald der Klient zur Bewegung jenseits des Sichtbaren übergeht und den zu bewegenden Gegenstand nicht mehr sieht, befindet er sich in der Leere, egal, ob er spürt oder glaubt, dass Symbol und Träger noch existieren oder nicht, egal, ob er sie noch zurückholen will oder nicht. Wenn es sich allerdings so anfühlt, als ob der Träger noch da sei, und der Klient auch bereit ist, ihn wieder zurückzuholen, sind die Reinheit und die Qualität der Leere geringer als in dem Leere-Zustand, wenn der Klient die oben gestellten Fragen beide verneint.

Wenn er in der Leere angekommen ist, ist dem Klienten zu empfehlen, dort etwas zu verweilen, den Zustand der Leere intensiv wahrzunehmen. Der Zustand der Leere zeigt eine eindeutige psychotherapeutische Wirkung. Genau diese Leere, in der alle negativen Empfindungen verschwunden sind, in der es keine Probleme gibt, stellt das Ziel der Behandlung mit der Chinesischen Truhe dar. Theoretisch ist die Wirkung umso weitreichender, je länger der Klient in der Leere verweilt. Ein Klient, der noch nie diese Erfahrung gemacht hat, kann dort allerdings meist nur ganz kurz, für die Dauer von Sekunden oder ein, zwei Minuten, bleiben, dann tauchen in seinem Kopf andere Dinge auf. Es ist wünschenswert, dass der Klient dabei eine Gefühls- und insbesondere auch Körpererinnerung ausbildet, die ihm den Leere-Zustand bei Bedarf zugänglich macht, beispielsweise in Form von Wohlsein, Entspannung, Freude und Zufriedenheit. Am besten sollte der Klient das Eintauchen in die Leere beenden, bevor andere Dinge in seinem Kopf aufscheinen, damit das Erleben frisch und präzise bleibt.

Der in diesem Schritt erreichte Zustand der Leere unterscheidet sich von jenem Zustand der Leere (»Wukong«), der mittels körperlicher und mentaler Trainings- und Meditationspraxis im klassischen Buddhismus und Daoismus erreicht wird. Man könnte sagen, es ist ein Einstieg in den Zustand des »Wukong«. Auch wenn er weit vom Endziel der »Xiulian-Praxis« (vgl. Kap. 1) entfernt ist, kann der Leere-Zustand bei der Behandlung negativer Empfindungen in diesem Stadium eine positive therapeutische Wirkung entfalten.

4.2.4 Die Wirksamkeit der Behandlung evaluieren[19]

Wenn der mit dem Symbol bestückte Träger in die Leere bewegt worden ist, wie im vorherigen Schritt beschrieben, fragt der Therapeut den Klienten, ob er den Träger zurückholen will; der Wille des Klienten wird respektiert. Verneint er, kann man weiter zur Evaluation gehen; bejaht er, wird der Träger zurückgeholt und dann die Wirksamkeit der Behandlung ausgewertet. Ausschlaggebend ist dabei, wie sehr sich Symbol und Träger verändert haben. Zuerst wird der Träger betrachtet, dann das Symbol.

Den Träger betrachten

Der Klient wird gebeten, den zurück vors Gesicht geholten Träger genau auf äußerliche Veränderungen bzgl. Größe, Gewicht, Farbe, Form, Material, Alter etc. zu prüfen und diese detailliert zu beschreiben. Die häufigste Veränderung ist, dass der Träger kleiner und älter geworden ist. Psychotherapeutisch gesehen kann das darauf hinweisen, dass die aktivierten inneren Ressourcen ihre Mission erfüllt haben, da das Problem gelöst worden ist, und allmählich verblassen.

---

19 Im Orig.: anhand der Veränderung von Symbol und Träger nach dem Zurückholen (Anm. d. Übers.).

Das Symbol überprüfen

Der Klient wird gebeten, den Träger zu öffnen, hineinzuschauen und zu überprüfen, inwiefern sich das Symbol darin verändert hat bzgl. Größe, Gewicht, Form, Charakter etc. Er wird aufgefordert, dies genau zu beschreiben. Häufig ergeben sich folgende Veränderungen bzw. psychotherapeutischen Bedeutungen:

1) Das Ausmaß ist reduziert, sei es ein geschrumpftes Volumen, ein reduziertes Gewicht, eine zusammengefallene Form. Dies deutet auf ein teilweise gelöstes Problem hin.
2) Der Gegenstand ist verwandelt, sei es von Stein in Holz oder Eisensplitt in Sand. Dies deutet darauf hin, dass das Problem seinen Charakter geändert hat.
3) Der Träger ist ganz leer, es ist nichts mehr drin. Dies deutet darauf hin, dass das Problem vollständig gelöst ist.

Den Klienten nach seinem Befinden fragen

Als Nächstes wird der Klient nach seiner aktuellen Verfassung befragt. Dazu gehören Veränderungen der Wahrnehmung an den Stellen, wo die Symptome sich manifestierten, sowie Veränderungen der allgemeinen Gestimmtheit, der Gedanken und Haltung bezüglich der Ausgangsbeschwerden etc. Die Veränderungen werden genau beschrieben, um die Wirkungen der symbolischen (Be)handlung auf das Ausgangssymptom und die einhergehenden Empfindungen zu erfassen und festzuhalten.

Die Beeinträchtigung durch die Symptome erneut messen

Siehe die entsprechende Stelle in der statischen Phase.

4.2.5 Protokoll B ausfüllen

Das Ergebnisprotokoll nach der Behandlung, Protokoll B, wird vom Klienten und dem Therapeuten ausgefüllt. Der Therapeut erledigt seine Eintragungen in der Regel nach der Behandlung.

Den Beeinträchtigungsgrad markieren

Siehe den entsprechenden Schritt in Abschnitt 4.1.5.

Das Symbol und den Träger aufzeichnen

Siehe den entsprechenden Schritt in Abschnitt 4.1.5.

Relevante Inhalte festhalten

Hier werden vor allem die während der Behandlung auftretenden individuellen Ereignisse aufgezeichnet, es können auch persönliche Gedanken und Erfahrungen des Therapeuten während des Behandlungsablaufs sein. Solche spontanen Assoziationen sind meistens inspirierend, es lohnt sich, sie aufzubewahren. Werden sie nicht rechtzeitig zu Papier gebracht, geraten sie schnell in Vergessenheit.

Anhang 2: Die therapeutische Beziehung in der Anwendung der Chinesischen Truhe

Die Arbeitsatmosphäre bei der Arbeit mit der Chinesischen Truhe ist relativ entspannt. Durch das Symbolisieren werden persönliche, intime Themen nicht direkt konfrontiert. Dies vermindert den Widerstand des Klienten, es kann leichter ein Arbeitsbündnis zwischen Therapeuten und Klienten entstehen. Darüber hinaus schaffen sowohl die Gestaltung als auch die Bewegung von Symbol und Träger eine Externalisierung und bilden gemeinsame Arbeitsobjekte, sodass der Aufbau eines dynamischen Arbeitsverhältnisses erleichtert wird.

Die therapeutische Beziehung bei der Durchführung der Chinesischen Truhe ist etwas Besonderes. Sie kann ziemlich locker sein, man muss nicht immer ernst bleiben. Der Therapeut und der Klient besprechen miteinander den Imaginationsprozess, sei es in der statischen oder der dynamischen Bearbeitungsphase. Bei optimaler Zusammenarbeit kann die Atmosphäre an ein Computerspiel erinnern, bei dem man Monster killt und Upgrades erwirbt. Man kann sogar Witze machen und gemeinsam lachen. Manchmal ist es tatsächlich so, dass »im Spiel die Krankheit geheilt wird« (Worte eines Klienten).

Epilog

Nachdem der Entwurf des »Handbuches der Chinesischen Truhe« fertig geschrieben war, war mein erster Gedanke, mich herzlich bei allen Freunden zu bedanken, die zur Entstehung dieses Buches beigetragen haben.

Ich danke Bernhard Trenkle, meinem Mentor auf dem Gebiet der Psychotherapie. Er hat trotz seines vollen Terminkalenders extra das

Kapitel 5: »Die Chinesische Truhe in Deutschland und Europa« geschrieben, in dem die Chinesische Truhe aus dem Blickwinkel westlicher Kultur übersichtlich und informativ dargestellt wird, und dabei in deren praktische Anwendung Elemente westlicher Psychotherapie integriert. Auf diese Weise ist das Buch nicht nur akademisch hochwertiger und lesbarer geworden, es dient auch als Beispiel für den professionellen Austausch und die gegenseitige Inspiration.

Ich danke allen Therapeuten, u. a. Shang Wen, Chen Yi, Zhou Wen, Liang Chong und Lu Jing, die Falldarstellungen angeboten haben (die jeweiligen Klienten wussten Bescheid und waren damit einverstanden). Ohne diese lebendigen Fallbeispiele könnte die klinische Anwendung der Chinesischen Truhe nicht so vollständig und präzise widergespiegelt werden, sie wäre langweilig zu lesen.

Ich danke meiner Redakteurin Zhang Fuzhen vom Verlag für traditionelle chinesische Medizin[20] für ihre Professionalität und ihr Engagement. Sie hat für dieses Buch bzgl. Ausdrucksweise, Stil, Layout und Bindung zahlreiche offene und kompetente Vorschläge und Anregungen gegeben.

Es ist noch zu erwähnen, dass die Falldarstellungen im Kapitel 3, insbesondere die Falldialoge, nach Audioaufnahmen transkribiert wurden. Sie sind vom mündlichen Sprachgebrauch gefärbt, der nicht immer den Normen der Schriftsprache genügt. Ich fand, der authentische Ausdruck könnte den Lesern hilfreich sein, den realen Kontext der Anwendung nachzuempfinden. Nach einigem Abwägen wurden deshalb keine Nachbesserungen vorgenommen. Auch im Kapitel 5 wurde der originale Stil von Bernhard Trenkle möglichst beibehalten, um seine Sicht- und Denkweise widerzuspiegeln. So unterscheidet sich der Stil in diesem Kapitel von den anderen vier Kapiteln.

Ein Buch hat, ähnlich einer Person, seinen eigenen Charakter und seine eigene Mission. Hier zeigt sich ein dünnes Büchlein für die klinische Anwendung, hoffentlich prägnant und klar, zielorientiert, zum schnellen Reinlesen. Wenn es all das erfüllen kann, dann ist es auch schon gut genug.

Tianjun Liu

20 China Press of Traditional Chinese Medicine (中国中医药出版社), Peking, VR China (Anm. d. Red.).

5 Die Chinesische Truhe in Deutschland und Europa

Bernhard Trenkle

Im Jahre 2008 habe ich zum ersten Mal in China Psychotherapeuten unterrichtet. Das Programm war gleich dreifach zertifiziert: durch die Peking-Universität, die Deutsch-Chinesische Akademie für Psychotherapie (DCAP) und die Milton H. Erickson Gesellschaft für Klinische Hypnose M.E.G. aus Deutschland. Die Teilnehmer kamen aus ganz China. Unter diesen Teilnehmern war Prof. Tianjun Liu, der Leiter des Qigong-Laboratoriums der Peking-Universität. An einem Abend nach dem Ende meines Workshops gab Tianjun Liu eine zusätzliche Vorlesung und demonstrierte eine seiner Techniken mit der ganzen Gruppe. Ich war als Teilnehmer dabei und ließ mir übersetzen. Tianjun Liu erklärte, dass dies eine alte chinesische Technik sei, mit der man sich früher innerlich auf das Meditieren vorbereitet habe, wenn zu viele belastende Themen aus Beruf und Familie die Gedanken störten. Unter dem Einfluss westlicher Psychotherapeuten habe er verstanden, dass man diese Technik auch für psychotherapeutische Ziele nutzen könne.

Die nachfolgende Live-Demonstration dieser Technik mit der ganzen Gruppe war einer der tiefsten Trancezustände, in denen ich mich in meinem Leben befunden habe. Und das, obwohl die Übersetzung nicht von einer professionellen Dolmetscherin geleistet wurde.

Zurück in Deutschland begann ich diese Technik auch bei meinen Klienten zu benutzen, darunter Klienten mit Schlafstörungen oder mit chronischen Schmerzen. Ich hatte keine schriftlichen Unterlagen von Tianjun Liu. Die Technik habe ich so benutzt, wie ich sie erinnerte. Sechs Jahre später konnte ich in einem Workshop in China noch einmal beobachten, wie Tianjun Liu die Technik einsetzt. Da gab es Unterschiede, und mir schien, in China wurde die Technik mehr und mehr durch westlich-imaginative Methoden ergänzt. Vielleicht war ich so plötzlich etwas chinesischer als die chinesischen Kollegen selbst.

Ich skizziere die Technik im Folgenden, wie ich sie seit Langem in Europa benutze. Vielleicht ist es interessant, die Gemeinsamkeiten und Unterschiede zu reflektieren.

Die Truhen-Trance nach Tianjun Liu in der Fassung von Bernhard Trenkle

Setzen Sie sich entspannt hin, in eine bequeme offene Haltung

Richten Sie Ihren Blick etwa einen Meter vor sich auf den Boden, Sie fokussieren auf einen Punkt etwa 1 Meter vor Ihnen

Und dann allmählich die Augen schließen

Stellen Sie sich nun vor, dort auf diesem Punkt in einem Meter vor Ihnen, da steht eine Truhe oder eine Kiste

Und wählen Sie eine Truhe von angemessener Größe, sodass Sie die Dinge hineinpacken können, die Sie belasten

Und das kann eine Holztruhe sein oder eine Metalltruhe, eine einfache Truhe oder ein Kunstwerk. Das kann eine Holztruhe mit Metallbeschlägen sein, das können Sie wählen. Das kann eine größere oder eine kleinere Truhe sein, groß genug, um die Belastungen hineinpacken zu können

Und Sie schauen auf diese Truhe, der Deckel ist offen von dieser Truhe

Und Sie legen die Dinge hinein, die Sie beschweren, die Sie nerven, die Sie verletzt haben, die Sie nicht loswerden, die Gedanken, die Ihnen dauernd im Kopf kreisen oder auch den Schmerz in irgendeiner Form symbolisieren. Sie können reale Dinge oder gar Personen hineinpacken oder nur Symbole dieser Dinge oder Fotos oder Schriftstücke oder was auch immer

Und dann schließen Sie diese Truhe sorgfältig und nehmen ein Schloss. Auch da können Sie wieder wählen. Das kann so ein uraltes Schloss sein mit so einem großen Schlüssel, passend zu einer alten Truhe, es könnte ein modernes Zahlenschloss sein oder ein Sicherheitsschloss

Verschließen Sie die Truhe auf jeden Fall gut und sehr sicher – und bewahren Sie den Schlüssel auf. Sie wissen, wo der Schlüssel zu diesem Schloss ist

Und schauen Sie in aller Ruhe und Gelassenheit auf diese Truhe, weil die Dinge, die einen belasten, verletzen, die sind da ja drin. Die Dinge, die schmerzen, sind drin

Und schauen Sie auf diese Truhe – alles sicher verschlossen

Und plötzlich steht diese Truhe nicht mehr auf 1 Meter, sondern sie steht auf 3 Metern

Und Sie schauen auf diese Truhe, in 3 Metern … Und dann steht sie doch wieder auf 1 Meter

Und dann auf 5 Metern

Auf 3 … Auf 5 … Auf 10 … Auf 5 … 3

Plötzlich auf 30 Metern

Jetzt sieht sie schon irgendwie anders aus … Dann wieder auf 10

30 … 50 Meter … 30 Meter … Dann auf 100 Metern

Ganz egal, wie groß Sie sie gewählt haben, sie sieht auf jeden Fall deutlich kleiner aus, sie steht auf 100 Metern … Sie sitzen da ruhig und gelassen und schauen auf diese Truhe

50 Meter … 100 Meter … 30 Meter

50 … 10 … 20 …

5 … 3 Meter … Und wieder auf 1 Meter …

Und Sie können die Truhe nochmals öffnen. Nehmen Sie den Schlüssel oder Zahlen-Code und öffnen Sie die Truhe

Öffnen Sie den Deckel und schauen Sie mal kurz hinein, wie es jetzt drin aussieht

Ein kurzer Blick in die Truhe. … Bevor Sie die Truhe wieder schließen

Sicher verschließen und in aller Gelassenheit darauf schauen, wie sie da in 1 Meter Entfernung steht

Und dann auf 3 Meter … Auf 10 Meter … 3 Meter … 15 Meter

Auf 30 Meter … Auf 50 … Auf 10 … Auf 70 … Auf 30 … Auf 50 … und auf 100 Meter

250 Meter …

Vielleicht wissen Sie nur noch, sie steht da vorne, vielleicht sehen Sie sie noch ahnungsweise

50 Meter … 100 … 500 Meter … 100 … 1000 Meter …

500 Meter … 100 Meter … 500 Meter

1 Kilometer … 100 Meter … 5 Meter

5 Kilometer ... 2 Kilometer ... 10 Kilometer

Und Sie wissen, die steht da irgendwo

Und Sie sind einfach nur da, haben so Momente ohne Wünsche, ohne Interessen, ohne Bedürfnisse

Sie sind einfach nur da ... Immer ruhiger und immer gelassener, einfach nur da sein

Wenn ich die Klienten hinterher frage, wie es in der Truhe aussah, als sie diese noch einmal kurz geöffnet und prüfend hineingeschaut haben, sind die Antworten in Deutschland wie in China ähnlich: Die Truhe ist leer.

Sowohl in China als auch in Deutschland geschah es jeweils einmal, dass anstatt der Problemsymbole ein Blumenstrauß in der Truhe lag. Häufig sind die Probleme dann entsprechend kleiner, flacher, besser sortiert oder geordnet und weniger bedrohlich. Teilweise wird auch gesagt, sie seien eher undeutlich und verschwommen, man könne sie nicht mehr so genau sehen.

Auf welche Entfernung stellen wir die Truhe?

Nach meiner Erinnerung ist Tianjun Liu mit der Truhe bis ins Universum, sozusagen »in the middle of nowhere«, gegangen. Zum Meditieren und zum Finden einer tiefen inneren Ruhe scheint mir das eine sehr gute Idee zu sein. Bei psychologischen Problemen erscheint es allerdings unrealistisch, so zu tun, als ob man die Probleme ins Weltall bringen könne und nichts mehr damit zu tun habe. Ich habe das als Feedback von Klienten sowohl in Deutschland als auch in China schon gehört. Aus dieser Überlegung heraus habe ich die Truhe bei psychologischen Problemen auf die Entfernung von 5 Kilometern oder meist auf 10 Kilometer gestellt.

Augenbewegungen

Als ich damals meine erste Erfahrung mit der Technik von Tianjun Liu machte, beobachtete ich überrascht, wie sich meine Augen im Verfolgen der Truhe bewegten. Ich wusste, dass es bei Träumen schnelle Augenbewegungen gibt und dass bei bestimmten traumatherapeutischen Verfahren Augenbewegungen genutzt werden und dachte: »Aha, da haben die Chinesen also doch schon vor Jahrhunderten Augenbewegungen in therapeutische Prozesse einbezogen.«

Seit Ende der 80er-Jahre des letzten Jahrhunderts wurden in den USA zwei besondere Techniken für die Traumatherapie entwickelt. Das waren EMDR (Eye Movement Desensitization and Reprocessing), begründet von Francine Shapiro, und EMI (Eye Movement Integration) von Steve und Connirae Andreas. Beide Techniken sind im Umfeld der Begründer des NLP (Neuro-Linguistisches Programmieren) entstanden. Es war beobachtet worden, dass es Zusammenhänge zwischen kognitiven Prozessen und Augenbewegungen gibt. Dazu gab es seither sehr viel Forschung und zahlreiche Tagungen und Tagungsberichte, so 1982 in Leipzig (DDR) einen der europäischen Kongresse für Eye Movement and Cognition. Jahrzehnte später erschien ein enorm umfangreiches *Oxford Handbook of Eye Movements* (Liversedge, Gilchrist a. Everling 2013). Leider interessieren sich die forschenden Autoren absolut nicht für Zusammenhänge, die für klinische Praktiker von Relevanz sind: Auf den über 1000 Seiten fehlen die Stichworte »Trauma«, »EMDR« und »EMI« völlig.

2014 war ich in Deutschland einer der Mitorganisatoren einer großen Fachtagung zu bifokal-multisensorische Interventionstechniken mit 1500 Teilnehmern. Wir hatten Therapeuten, Wissenschaftler, Hirnforscher eingeladen, um uns mit der Frage zu beschäftigen: Was wirkt da eigentlich? Die klinische Erfahrung hat zwar selbst Skeptiker schnell überzeugt, dass diese Verfahren bei manchen Symptomen, wie Flashbacks bei Traumatisierungen, und selbst bei langer Chronifizierung oft verblüffend schnell wirksam sind. Aber auch diese Tagung erbrachte letztlich keine wirklich zufriedenstellende Antwort: Was wirkt da? Und warum eigentlich?

Eine erfahrene Lehrerin des EMDR, Susanne Leutner, schreibt zu dieser Technik:[21]

Wie wird EMDR angewandt?

Beim EMDR *(Eye Movement Desensitization and Reprocessing)* ruft die Patientin sich ein belastendes Ereignis wie ein Bild oder einen Film ins Gedächtnis. Sie tut dies im Denken und im emotionalen und körperlichen Fühlen und folgt dabei den Fingern der Therapeutin mit den Augen,

21 Leutner, S. (2014): Ego State Therapy and EMDR. *ESTI (Ego-State Therapy International) Newsletter* 2 [dt. Originaltext].

während diese ihre Hand abwechselnd nach rechts und links bewegt. Andere bilaterale Stimulationen (Tappen, Töne) sind auch möglich. Diese Stimulation unterstützt das Gehirn, die eigenen Selbstheilungskräfte zu aktivieren und die belastenden Erinnerungen zu verarbeiten. Begründerin dieser Methode war in den Achtzigerjahren Francine Shapiro.

Theorie über die Wirkung von EMDR

Diese wird durch das sogenannte AIP-Modell *(Adaptive Information Processing)* veranschaulicht: Neuronale Netzwerke speichern fortlaufend Informationen, die unser zukünftiges Handeln strukturieren (Oren u. Solomon 2012). Unter Stress oder Belastung werden diese Informationen nicht angemessen verarbeitet. Dabei kann es sich um Traumatisierungen, aber auch um belastende Alltagsereignisse handeln, die z. B. mit Ablehnung, Beschämung oder Versagen zu tun haben. Die neurophysiologische Information, die solche Ereignisse betrifft, wird isoliert und unverbunden gespeichert und kann jederzeit unwillkürlich ausgelöst werden. Schmerzen, Ängste, geringer Selbstwert und andere Symptomatiken sind Folgen und nicht Ursachen der Störungen in der Informationsverarbeitung.

Unverarbeitete Belastungen stören die innere Balance und sind im Körper, der Physiologie, in Gefühlen und Gedanken gespeichert. Sie werden mithilfe der wieder aktivierten Selbstheilungskräfte und durch die assoziative Wirkung von EMDR aufgefunden und verarbeitet, sodass sie sich zu einer narrativen, mit Sprache verbundenen Erinnerung umformen. Das Verbinden der fragmentierten Erinnerungen erfolgt durch Unterbrechen des Arbeitsgedächtnisses. Der Zugang zu fehlenden Informationen wird erleichtert durch den Zugriff auf das episodische Gedächtnis. So werden emotionale und kognitive Restrukturierungen ermöglicht, innere Bilder und das Körperempfinden als Grundlage der heilsamen Veränderung herangezogen, Achtsamkeit im Vertrauen auf den Selbstheilungsprozess gefördert sowie Selbstregulation und Handlungsfähigkeit wiederhergestellt (Solomon a. Rando 2012).

Eye Movement Integration (EMI)

Die Augenbewegungsintegration (*Eye movement integration,* EMI) funktioniert ähnlich wie EMDR. Aber EMI verwendet viel mehr verschiedene Augenbewegungsmuster und die Augenbewegungen werden langsamer durchgeführt als bei EMDR.

Im folgenden Diagramm sind die Augenbewegungsmuster dargestellt, die EMI-Therapeuten verwenden.

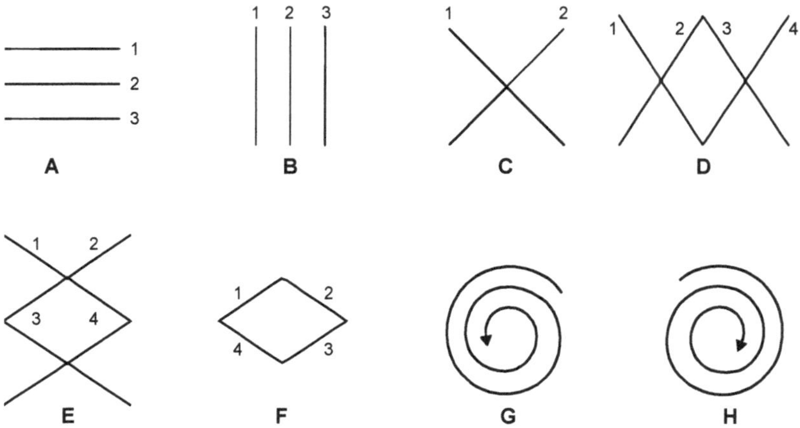

EMDR verwendet hauptsächlich horizontale Augenbewegungen wie in A2 im obigen Diagramm, manchmal zusätzlich C1 oder C2.

Wenn Sie sich selbst bei der Chinesischen-Truhe-Technik von Tianjun Liu beobachten, werden Sie feststellen, dass Ihre Augen sich entlang der Linie B2 bewegen.

Fallbeispiele

Die Technik von Tianjun Liu habe ich die letzten zehn Jahre in meiner therapeutischen und beraterischen Praxis immer wieder eingesetzt und auch in meinen Workshops und auf Fachtagungen unterrichtet. Im Folgenden demonstriere ich sie an einigen Fallbeispiele aus dieser Arbeit.

Fallbeispiel 1

Eine Klientin, 50 Jahre, kommt wegen starker Rückenschmerzen in die Praxis. Sie hat Bandscheibenprobleme und möchte eine Operation möglichst vermeiden. Über die orthopädischen Behandlungen hinaus bekommt sie regelmäßig Massagen und sucht nun nach Hilfe, um die Rückenschmerzen zu reduzieren.

Die Klientin hat vielfache berufliche und private Belastungen. Man könnte sagen, dass die Last auf ihren Schultern zu groß ist. Die Klientin hat ein eigenes Unternehmen und muss regelmäßig auf Geschäftsreisen.

Zu Hause an ihrem Wohnort leben ihre 80 Jahre alten Eltern, die für sie eine zusätzliche Belastung darstellen. Die Mutter hat im Endstadium Krebs und der Vater zeigt Anzeichen von Demenz. Die Eltern wollen aber auf keinen Fall in ein Altersheim. Sie wollen eigenständig wohnen bleiben und betonen ihre Stärke und Unabhängigkeit. Sie behandeln ihre Tochter weiterhin wie ein Kind und spielen die starken Eltern.

Die Klientin lernt Selbsthypnose und verschiedene Techniken, um auf ihre Schmerzen Einfluss zu nehmen. Eine dieser Techniken ist Die Chinesische Truhe. Nach der Sitzung frage ich die Klientin, was sie während der Hypnose mit dieser Technik erlebt hat. Sie schildert zu meiner Überraschung, dass sie die Eltern in die Truhe gesetzt hat. Als sie die Truhe wieder öffnete und prüfend hineinschaute, saßen die Eltern ganz klein und verschüchtert in einer Ecke, schauten sie hilfesuchend an und baten mit gefalteten Händen flehend um Hilfe.

Die Klientin ergänzte: »In diesem Moment wurde mir klar, wie alt, schwach und hilfsbedürftig sie wirklich sind. Und ich habe mich jetzt entschlossen, einfach die notwendigen Entscheidungen zu treffen. Ich kann das nicht mehr die Eltern entscheiden lassen.«

Die Klientin traf dann die fälligen Entscheidungen, die Eltern waren damit einverstanden und die Klientin entlastet.

Fallbeispiel 2

Eine Mutter wendet sich an mich wegen ihrer 9 Jahre alten Tochter. Im Zusammenhang mit einem Verdacht auf Hirnhautentzündung hat diese traumatisierende Erfahrungen im Umgang mit Ärzten gemacht, als sie eine Lumbalpunktierung über sich ergehen lassen musste. Es musste mehrfach gestochen werden, und die Ärzte waren dabei nicht gerade sensibel mit ihr umgegangen. Bei der Schilderung dieser Situation konnte das Mädchen vor Tränen kaum sprechen. Man konnte sehen und spüren, wie traumatisierend diese Erfahrung für sie war. Das Mädchen hatte seither große Ängste bei Blutabnahmen und verhielt sich völlig hysterisch. Die Mutter, die selbst Medizin studierte, schildert, sie habe in solchen Situationen keinerlei Einfluss auf ihre Tochter und sie erkenne ihre Tochter in solchen Momenten nicht wieder. Die Mutter wendet sich in ihrer Not an ein Milton-Erickson-Institut in ihrer Universitätsstadt, wird dann aber an mein Institut weiterverwiesen. Wegen der Schwere der Symptome des Kindes wollte niemand die Verantwortung übernehmen. Auch in meinem Team traute sich keiner der beiden Kindertherapeuten, mit dieser Symptomatik zu arbeiten.

Mir tat dieses 9-jährige Mädchen leid, und ich wollte es zumindest versuchen, ihm zu helfen. Es war mir klar, dass ich kein Kinderhypnotherapeut bin. Allerdings hatte ich immer mal wieder mit Kindern gearbeitet. Und ich versuchte, aus der Literatur und aus meiner beschränkten kindertherapeutischen Erfahrung einige Techniken zusammenzustellen, die dem Mädchen vielleicht helfen könnten. Darunter war die Daumenfernseher-Technik, die ich von den Zahnärzten kannte.

Die Daumen-Fernseher-Technik

> Der Zahnarzt sagt zum Kind: »Kannst du mal die Hand vor deinen Kopf halten und schau mal – der Nagel von deinem Daumen sieht doch aus wie ein Fernseher! Was ist dein Lieblingsfilm? Mach mal den Fernseher an. Erzähl mir mal, was in dem Film passiert!« Das Kind fokussiert dann auf seinen »Fernseher« und erzählt, was in dem Film geschieht. Irgendwann sagt der Zahnarzt: »Jetzt schau du einfach mal weiter und mach mal den Mund auf. Ich schaue mir mal deine Zähne an, und nachher erzählst du mir, wie es im Film weitergeht.«

Die Daumen-Fernseher-Technik kombiniert mit EMDR

Ich erinnerte mich an einen 8-jährigen Jungen, der Bettnässer war. Alles, was ich mit ihm versuchte, änderte nichts daran. In einem Gespräch mit der Mutter bekam ich einen wichtigen Hinweis. Die Mutter berichtete, dass der Junge wiederkehrend denselben Albtraum habe. Er sehe immer ein schreckliches Monster und habe furchtbare Angst. Nun meinte die Mutter, dass er vielleicht ja nachts aufwache, aber vielleicht wegen der Angst vor diesem Monster lieber unter der Bettdecke bleibe und wieder einschlafe, und dann sei irgendwann das Bett nass. Ich bedankte mich für diesen wichtigen Hinweis.

In der nächsten Therapiesitzung fragte ich den Jungen, ob er das Monster sehen und mir beschreiben könne, was er detailliert tat. Dann sagte ich zu ihm: »Schau mal, wenn du die Hand so vor den Kopf hältst: Der Daumennagel sieht doch aus wie ein Fernseher! Kannst du den mal einschalten und das Monster im Fernseher sehen?« Das konnte er sofort. Daraufhin sagte ich zu ihm: »Du, da gibt es einen Trick. Diesen Trick kennen nicht viele Leute. Wenn du jetzt dem Monster fest in die Augen schaust und immer fest in die Augen schaust und dann mit dem Fernsehen ganz schnell von rechts nach links und wieder ganz schnell nach rechts und wieder nach links gehst … und dabei dem Monster immer ganz fest in die Augen schauen – du, das hält kein Monster aus.« Er machte das dann eine ganze Zeit lang.

Ich nutzte also eine Kombination von Daumen-Fernseher-Technik und EMDR.

Das Ergebnis war, dass der Albtraum völlig verschwand und nicht mehr auftauchte. Es ist unklar, ob dies auf die Suggestion »Das hält kein Monster aus« zurückzuführen ist. Oder vielleicht auf die schnellen Augenbewegungen, während auf das Monster fokussiert wurde. Oder vielleicht lag es an der Kombination der Techniken?

Nun – in dieser Art habe ich versucht, einige Techniken zusammenzustellen zur Behandlung des 9-jährigen Mädchens. Ich hoffte, irgendetwas möge doch helfen.

Allerdings war das Mädchen nicht sehr kooperativ. Es wollte praktisch nichts von meinen Techniken mitmachen. Sie ließ durchblicken, das sei ihr alles zu »kindisch«. Da war ich recht schnell am Ende der Fahnenstange mit meinen beschränkten kindertherapeutischen Möglichkeiten. Und ich bereute schon, mich auf dieses Wagnis eingelassen zu haben.

Dann begann ich ihr zu erzählen, dass ich auch manchmal in China bin und dort chinesische Ärzte und Psychologen unterrichte. Und da würde ich auch manchmal lernen, was die Chinesen machen, wenn es jemandem nicht gut geht. Ich fragte sie, ob sie interessiert wäre zu wissen, was die Chinesen machen, wenn jemand so ein Problem wie sie habe.

Zu meiner Überraschung war das für sie interessant. Und sie arbeitete ca. 30 Minuten mit geschlossenen Augen hochkonzentriert mit. Ich hatte zuvor noch nie ein 9-jähriges Kind gesehen, das so lange mit geschlossenen Augen an einem Thema arbeitet. Meistens findet Kinderhypnotherapie eher kombiniert mit Spieltherapie statt. Kinder haben dann z. B. in jeder Hand eine Handpuppe und diese Handpuppen reden miteinander. Eine Trance mit geschlossenen Augen ist bei Kindern selten.

Ich begann mit der klassischen Technik von Tianjun Liu, wie ich sie oben beschrieben habe. Dann jedoch erweiterte ich diese Technik in einem zweiten Schritt mit EMDR-ähnlichen Methoden, indem ich Augenbewegungen in den Prozess mit einbezog.

Ich hatte das Mädchen zu Beginn der therapeutischen Behandlung auf einer Skala von 0 bis 10 einschätzen lassen, wie schlimm das Problem mit der Punktierung sei. 10 wäre ganz, ganz schlimm und 0 sei wie »das ist mir egal, wenn ich daran denke«. Sie sagte, sie sei bei 8.

Nach dem ersten Durchgang mit der klassischen Truhen-Technik fragte ich sie, wo sie jetzt auf dieser Skala sei. Da war sie immer noch bei 8. Dann kombinierte ich die Technik mit EMDR und Tapping-Techniken. Die Tapping-Techniken könnte man als Akupressur-Techniken verstehen.

Die Truhen-Technik von Tianjun Liu kombiniert mit EMDR

Setze dich in eine entspannte Haltung und schaue etwa 1 Meter vor dir auf den Boden.

Schließe die Augen.

Du kannst dir vorstellen, dass in 1 Meter Abstand vor dir eine große Truhe steht, sie kann aus Holz sein, aus Metall, was Einfaches oder auch ein Kunstwerk.

Die Truhe ist offen, lege all die Dinge rein, die dir zu viel sind, die dich nerven, die dich überfordern, die dich aktuell ärgern etc. ..., das kann real sein oder auch symbolisiert.

Schließe den Deckel der Truhe sorgfältig und suche dir ein Schloss. Verschließe die Truhe sorgsam und bewahre den Schlüssel auf. Du kannst entspannt sitzen und auf die Truhe schauen. All die Dinge sind sicher verschlossen in der Truhe. Du fokussierst entspannt auf diese Truhe.

Plötzlich steht die Truhe auf 3 Metern, auf 5 Metern, dann doch wieder auf 1 Meter, auf 3 Metern, auf 10, 5, 30 Metern, 10, 50, 30, 100, 50, 100, 30, 50, 10, 20, 5, 3, 5, 1 Meter.

Du kannst die Truhe noch mal öffnen, reinschauen, was in der Truhe ist, wie sieht es jetzt aus, hat sich was verändert ... Dann die Truhe wieder sicher verschließen.

1 Meter, 3 Meter, 5 Meter, 3, 10, 5, 30, 50, 20, 100, 80 Meter.

Dann geht es weiter in der klassischen Weise, um die Truhe bis auf 10 Kilometer zu stellen.

Von dort kommt die Truhe wieder zurück auf 100 Meter.

Auf 80 bis 100 Meter steht die Truhe auf einem großen Modelleisenbahnwaggon …, der Waggon steht auf einem Schienenhalbkreis oder auf einem Halboval …

Nun kann man weiter auf diese Truhe fokussieren und dann die Truhe ganz schnell hin- und herfahren lassen …, von der Mitte nach ganz rechts und dann über die Mitte nach ganz weit links …, unser Kopf bleibt dabei ganz ruhig und auf die Mitte gerichtet …, die Augen folgen der Truhe … von links nach rechts, von rechts nach links …, ganz schnell rast der Waggon mit der Truhe hin und her … Man kann das am Trafo selbst steuern, den Wagen mit der Truhe ganz schnell nach ganz links, den Wagen mit der Truhe nach ganz rechts, immer wieder, ganz schnell nach rechts und ganz schnell nach ganz links und die Augen folgen der Truhe.

Man kann mal eine Pause machen, bevor man die Truhe wieder hin- und herrasen lässt …

Man kann die Truhe nun auch mal mit den Augenbewegungen steuern, die Augen gehen nach ganz rechts und ziehen die Truhe mit dem Waggon zauberhaft schnell nach rechts, und dann nach links und wieder nach rechts, so wie auf einem Touchscreen, die Augenbewegungen wischen die Truhe ganz schnell nach rechts und dann wieder ganz schnell nach links.

Um dann wieder eine Pause machen und etwas ausruhen.

Dann kann der Wagen schnell automatisch hin- und herfahren … und rechts an einen elastischen Prellbock, ein klickendes Geräusch und er rast sofort in die Gegenrichtung … und du kannst das sehen und dann das Geräusch am Prellbock und er fährt wieder schnell in die andere Richtung, immer hin und her, links und rechts und rechts und links.

Und dann wieder eine Pause machen.

Dann kann unter den beiden Zeigefingern ein Sensor sitzen. Und wenn man mit dem rechten Zeigefinger auf den Schenkel tippt oder klopft, dann fährt der Wagen schnell nach rechts, und wenn man mit dem linken Zeigefinger auf den linken Oberschenkel tippt, dann fährt er nach links. Und du kannst jetzt links und rechts tippen und sehen, wie der Wagen links und rechts und rechts und links fährt.

Und dann wieder eine kleine Pause machen. Die Truhe kann in der Mitte zur Ruhe kommen.

Und die Truhe über 80, 50, 30, 50, 20, 10, 5, 30, 5, 3, 5, 1 Meter wieder zu sich ranholen … Und du kannst entscheiden, ob du in die Truhe reinschauen willst.

Es war sehr interessant zu beobachten, dass das Mädchen bei der »Tapping-Variante«, also beim Antippen der Oberschenkel, spontan die Arme überkreuzte und mit der rechten Hand auf den linken Schenkel klopfte und mit der linken Hand auf den rechten Schenkel.

Ich fragte sie: »Wenn du jetzt wieder an die Situation mit der Punktierung denkst, wo auf dieser Skala von 10 bis 0 bist du?« Das Mädchen sagte: »4.«

Die Mutter beobachtete das ganze Geschehen fasziniert und sagte rasch: »Wann machen wir den nächsten Termin?« Zu ihrer Überraschung und auch zu meiner sagte das Mädchen: »Ich brauche keinen anderen Termin. Ich hab in die Truhe geschaut – da sind jetzt nur noch Scherben drin.«

Vermutlich hatte sie eine Spritze in die Truhe gelegt.

Ungefähr 3 Wochen später bekam ich ein kleines Päckchen und einen Brief.

Lieber Herr Trenkle!

Mein Traum ist in Erfüllung gegangen. Dank Ihnen. Wir waren am 7.5.2015 beim Arzt zum Blutabnehmen. Es ist alles in Ordnung gewesen. Ich habe gar nicht geweint. Es ist ein Wunder. Ich hätte niemals gedacht, dass es klappen wird. Das ist richtig schön. Ich hätte das ohne Sie niemals geschafft. Wie kann ich Ihnen nur danken?

Vielen Dank!

Tochter und Mutter

PS: Danke schön, dass Sie sich so viel Zeit für mich genommen haben!

Dieses Bild habe ich gemalt. Ich freue mich, wenn Sie es bei sich aufhengen würden.

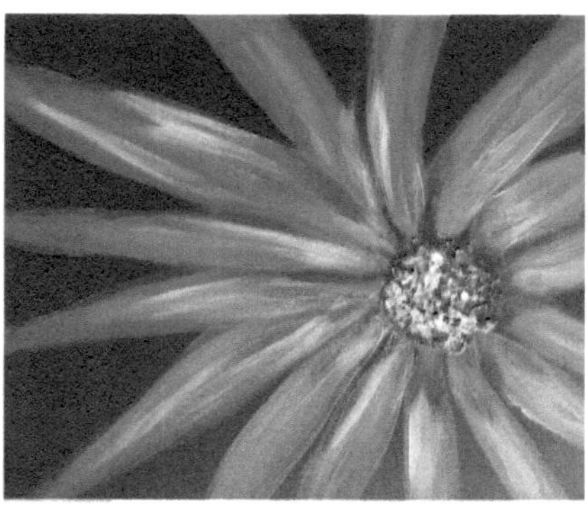

Einige Monate später hatte ich eine Einladung zu einem Hauptvortrag auf der Jahrestagung der Kinder- und Jugendpsychiater in Deutschland. Dort wollte ich diesen Fall vorstellen. Ich fragte bei der Mutter an, ob die Tochter mir erlaube, ihr Bild in meinen Vortrag einzubauen. Die Mutter schrieb zurück, dass die Tochter sehr stolz sei, wenn ich das Bild zeigen würde.

Das Bild ist sehr ausdrucksstark. Meine eigene Assoziation wie auch die von einigen Seminarteilnehmern war, dass sie die Lumbalpunktierung mit dem Einstich zur Entnahme des Rückenmarks symbolisch in eine Ressource in Form einer wunderschönen Blume mit roten Blütenblättern transformiert hatte.[22]

Bei der Schwere der Symptome war es jedenfalls sehr erstaunlich, dass diese Verhaltensänderung in nur einer Sitzung über die Arbeit mit der Chinesischen Truhe möglich war. Es geschehen immer wieder spannende und auch unerwartete Prozesse bei der Arbeit mit dieser Truhe.

Fallbeispiel 3

Ein Kollege bringt einen Fall in die Supervision ein. Es ist eine Gruppensupervision mit mehreren Kolleginnen und Kollegen.

Er schildert über längere Zeit, wie er immer wieder aufs Neue versucht hat, einem Klienten bezüglich seiner Probleme zu helfen. Dieser sitzt mehr oder minder untätig zu Hause bei den Eltern. Die Eltern finanzieren sein Leben. Er bemüht sich nicht um eine Arbeit, obwohl er vermutlich leicht eine finden könnte. An den nonverbalen Reaktionen der Gruppenmitglieder konnte man ablesen, dass einige das Gefühl hatten, der Therapeut bemühe sich zu sehr und der Klient sei vielleicht einfach zu bequem und nicht motiviert genug, wirklich etwas an seinem bequemen Leben zu ändern.

Schließlich versuchte der Therapeut die Technik mit der Chinesischen Truhe. Leider funktionierte diese überhaupt nicht. Und das war der Grund, diesen Fall in die Supervision einzubringen.

Nachdem der Therapeut den Klienten gefragt hatte, ob sich in der Truhe etwas verändert habe, bekam er zur Antwort, dass nichts funktioniert habe. Die Truhe sei zu schwer gewesen und habe sich

22 Auf der Website www.carl-auer.de/die-chinesische-truhe ist das Bild in Farbe zu sehen.

gar nicht bewegen lassen.

Auf die Nachfrage, warum die Truhe so schwer gewesen sei, stellte sich heraus, dass der Klient sich selbst in die Truhe gesetzt hatte. Ja – und dann war sie zu schwer und sie hatte sich nicht mehr bewegt.

Der Therapeut stellte nun an mich die Frage, was er da als Therapeut hätte tun können.

Diese Supervision war recht kurz. Alle in der Gruppe empfanden es als sehr symbolisch, wie der Klient sich verhalten hatte: Er macht sich schwer und die anderen können ihn nicht in Bewegung bringen.

Mein Ratschlag lautete: Sagen Sie dem Klienten, er muss *seine Probleme* in die Truhe packen. Und dann muss er selbst diese Truhe bewegen. Die Aufgabe des Therapeuten ist nur, die Kommandos zu geben, wie man die Truhe bewegen soll. Die Arbeit muss der Klient verrichten.

Die Methode der Chinesischen Truhe ist unterdessen in Deutschland recht bekannt geworden, weil ich sie schon oft in Workshops und auf Tagungen vorgestellt und demonstriert habe. Sie wird sowohl von Therapeuten wie Beratern und Coachs sehr gerne angewandt.

Die Erweiterungen und Ergänzungen der ursprünglichen Technik von Tianjun Liu mit westlichen psychotherapeutischen Methoden ist ein gutes Beispiel dafür, wie im Idealfall unterschiedliche kulturelle Welten sich begegnen und bereichern können.

Im Fallbeispiel Nr. 2 habe ich die Truhe mit EMDR kombiniert. Im Prinzip könnte man die Truhe natürlich auch noch in anderer Weise bewegen, wenn man zum Beispiel das EMI-Diagramm als Grundlage für weitere Varianten nehmen wollte.

Literatur

Beaulieu, D. (2003): Eye Movement Integration Therapy: The comprehensive clinical guide. Bancyfelin, United Kingdom (Crown).

Leutner, S. (2014): Ego State Therapy and EMDR. *ESTI (Ego-State Therapy International) Newsletter* 2.

Liversedge, S., I. Gilchrist a. S. Everling (2013): Oxford Handbook of Eye Movements (Oxford Library of Psychology). Oxford (Oxford University).

Oren, E. a. R. Solomon (2012): EMDR therapy: An overview of its development and mechanisms of action. *Revue Européenne De Psychologie Appliquée / European Review of Applied Psychology* 62 (4): 197–203.

Shapiro, F. (2017): Eye movement desensitization and reprocessing (EMDR) therapy: Basic principles, protocols, and procedures. New York (Guilford).

Solomon, R. a. T. A. Rando (2012): Treatment of grief and mourning through EMDR: Conceptual considerations and clinical guidelines. *Revue Européenne De Psychologie Appliquée / European Review of Applied Psychology* 62 (4): 231–239. DOI: 10.1016/j.erap.2012.09.002.

Über die Autoren

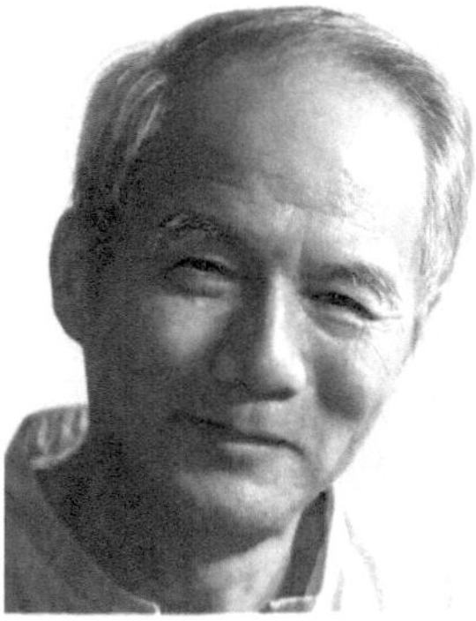

Tianjun LIU, Professor in der Klinischen Abteilung der Fakultät für Akupunktur und Moxibustion und Leiter des Qigong-Forschungslabors an der Peking Universität für Chinesische Medizin; Generalsekretär der National Qigong Education and Study Association und der China Academic Society of Medical Qigong; hypnotherapeutische Ausbildung, psychologischer Supervisor; Arbeitsschwerpunkte: Lehre, Forschung und klinische Praxis in der Traditionellen Chinesischen Medizin und in Qigong, erforscht psychosomatische Operationstechniken aus der Sichtweise des Qigong.

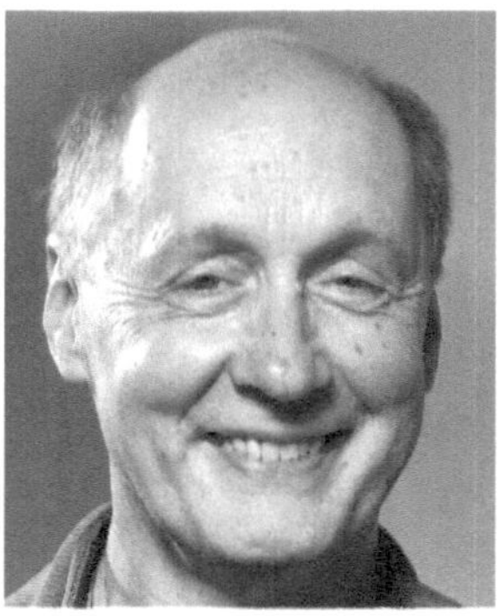

Bernhard TRENKLE, Dipl.-Psych., Dipl.-Wi.-Ing.; Psychologischer Psychotherapeut und Coach mit eigener Praxis in Rottweil; Past-Präsident der International Society of Hypnosis (ISH), Mitglied des Direktoriums der Milton Erickson Foundation, Phoenix, USA. Veröffentlichungen u. a.: *Das Ha-Handbuch der Psychotherapie* (11. Aufl. 2024), *Das Aha!-Handbuch der Aphorismen und Sprüche für Therapie, Beratung und Hängematte* (5. Aufl. 2022), *Die Löwen-Geschichte. Hypnotisch-metaphorische Kommunikation und Selbsthypnosetraining* (8. Aufl. 2024), *Dazu fällt mir eine Geschichte ein – Direkt-indirekte Botschaften für Therapie, Beratung und über den Gartenzaun* (5. Aufl. 2025), *3 Bonbons für 5 Jungs – Strategische Hypnotherapie in Fallbeispielen und Geschichten* (2016).